마취의 과학

수술을 떠받히는 힘

스와 구니오 지음
손영수 옮김

전파과학사

머리말

당신이 수술을 받을 때, 심장의 움직임을 줄곧 지켜보고 있는 사람들이 있다. 그들은 호흡이 이상해지지 않는지 감시하며, 인공호흡으로 전환시키려고 준비를 한다. 또 수술의 자극으로 아드레날린이 나와 지나치게 혈압이 높아지지 않도록 약을 연구하고 영양을 보급하며, 신장의 활동을 유지하면서 출혈을 하면 수혈하고 신체에 골고루 산소가 돌아가게 고심하고 있다.

당신은 아마 그 사람들의 존재를 모를 것이다. 그들이 활동할 때는 당신이 의식을 잃고 있는 동안이기 때문이다. 하지만 당신이 알지 못하더라도 그들은 수술을 하는 동안 당신의 심장소리에 귀를 기울이며 심전도를 감시하고, 호흡을 도와주며 체온이 내려가지 않도록 연구를 계속한다. 이 작업이 '마취'이다. 나는 이 마취를 직업으로 삼고 있다.

큰 수술에서 환자는 스스로 호흡할 수가 없다. 가슴을 절개해 버리거나, 근육이나 신경이 작용하지 않게 되는 약을 사용하기 때문이다. 그래서 마취를 전문으로 하는 의사는 인공호흡의 전문가이기도 하다. 이 지식과 경험을 이용하여 수술실 바깥에서 호흡이 이상해진 환자의 인공호흡을 하는 것도 우리의 일이다.

마취 상태는 일종의 약물 중독이다. 이 지식과 임상 경험을 이용하여, 마취 의사는 약물 중독 치료의 전문가로서도 활동하고 있다.

마취는 아픔을 제거하는 것이 주된 역할이다. 이 기술을 이용하여 아픔을 주된 증세로 삼는 병을 치료하는 것이 페인 클리닉(Pain Clinic)이다.

이 책은 나의 직업인 마취의 내용을 일반 사람들이 알았으면 좋겠다는 생각에 쓴 것이다. 수술을 비롯하여 일반 사람들의 눈에 띄기 어려운 의료가 어떻게 진행되고 있는지에 대해 의료 관계자가 아닌 일반 사람들을 독자로 하여 책을 쓰는 일이 처음이지만, 알기 쉽게 쓰였다고 생각한다.

스와 구니오

차례

제11장 누구나 왕과 같은 치료를 받을 수 있다 ·················· 189

제1장
에테르의 범죄는 불가능

흡입 마취 이야기

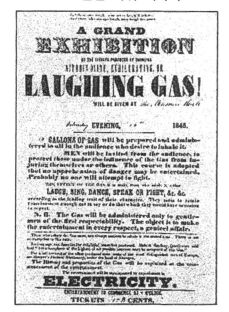

'소기(笑氣) 놀이'를 광고하는 포스터. 포스터 아래쪽에 '전기(電氣) 놀이도 함께한다'는 의미의 글자가 보인다

◆ 에테르는 범죄에 사용하지 못한다

추리소설에는 흡입 마취약을 사용한 범죄가 자주 등장한다. 이를테면, 일본의 작가 시미즈(淸水一行) 씨의 『동맥 열도(動脈列島)』는 나의 애독서로 일반인에게도 높이 평가되는 명작이지만, 거기에 범인인 레지던트가 신칸센(新幹線)의 승객에게 에테르를 써서 차례로 마취시켜 가는 장면이 있다.

그러나 이 설정은 좋지 못하다. 이런 일이 '절대 불가능'한 것은 아니지만, 그 밖의 다른 점에서는 주도면밀한 주인공이 이런 방법을 선택한다는 것은 부자연스럽다. 이유는 여러 가지가 있지만 기본적으로 에테르를 사용한 마취는 '마취 상태로 들어가는(의학 용어로는 마취의 '도입'이라고도 한다)' 것이 어렵고 시간이 걸리며, 범죄로서는 성공 가능성이 낮기 때문이다. 에테르는 냄새가 독한 약품으로 흡입시키려 해도 기침이 나오기 쉬워 잘 흡수되지 않을 뿐더러, 신칸센 속에서는 에테르의 독한 냄새가 금방 다른 승객에게 발각되어 버릴 것이다. 또 대량의 에테르가 필요하기 때문에, 손수건에 적셔 얼굴에 대고 있다가는 기화열(氣化熱)로 온도가 내려가 에테르가 가스가 되지 못하는 등의 악조건도 일어난다.

에테르 대신 클로로포름을 사용하면 조건은 약간 좋아진다. 자극 냄새도 에테르만큼은 강하지 않고 도입도 조금 빠르기 때문이다. 그 대신 호흡이나 심장이 멎을 위험도 에테르보다 크다. 어쨌든 에테르나 클로로포름을 사용한 범죄는, 이와 같은 조건 아래서는 확실성이 부족하고 부자연스럽다. 범죄가 성립하는 데는 피해자가 확실히 의식을 잃어야 할 필요가 있으므로, 이 방법으로는 범죄가 성립하지 않을 가능성이 크다.

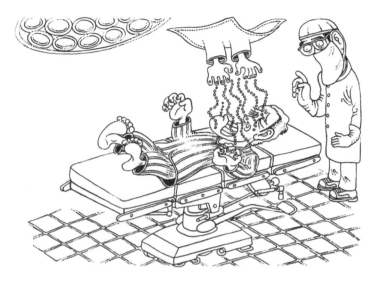

〈그림 1-1〉 에테르를 적신 손수건으로 마취가 가능할까?

이런 범죄에 적합한 약을 마취 의사의 입장에서 추천(!)한다면 케타민이라는 마취약이 첫 번째 후보이다. 나중에 정맥 마취약에 관한 부분에서 설명하겠지만, 케타민은 작용 시간도 20~30분 정도로 적당하고 호흡이나 심장이 멎을 가능성이 거의 없는 데다, 더욱이 한순간의 근육 주사로 확실히 효과가 나타난다.

범죄자가 에테르나 클로로포름을 사용하는 근거가 딱 한 가지 있다. 이런 약품은 마취약으로서뿐만 아니라 다른 여러 가지 용도가 있기 때문에 화학 실험실이나 생물 실험실에는 얼마든지 뒹굴고 있다. 즉 매우 손에 넣기 쉽다. 그러므로 범죄에 사용하기 쉽다고 말할 수 있을 것이다. 이것에 비교하면 케타민과 같은 '진짜 마취약'은 사용 범위가 마취에 한정되어 있으므로, 우선 일반 사람들은 손에 넣기 어려울 것이다. 하지만 『동맥 열도』의 주인공은 의사이기 때문에 케타민을 입수해도 조금도 이상할 것이 없다.

◆ 소기 놀이와 아이스크림―젊은이의 놀이와 의료

세계의 어디서건 젊은이들은 놀이에 관해서는 천재이다. 디스코도, 컴퓨터 게임도, 윈드서핑도 모두 젊은이들의 발명이다. 이러한 젊은이의 놀이가 의료에 도입되어 쓸모 있는 기술로 발전한 것은 결코 많지 않지만, 그 드문 예의 하나가 마취이다.

흡입 마취약 중에서 아니, 모든 마취약 중에서 현재 가장 많이 사용되는 것은 소기(笑氣)이다. 소기는 화학적으로는 '아산화질소'라 불리는 가스로, 18세기 후반에 프리스틀리(J. Priestley 1733~1804)가 발견했다.

소기에 마취 작용이 있다는 것은 1800년에 20세의 데이비(H. Davy 1778~1829)가 발견했다. 모두 영국 화학자의 업적이다. 데이비의 발견 자체는 놀이가 아니고 진지한 연구이지만, 얼마 후 이것을 이용한 소기 놀이가 먼저 영국에서, 이어서 미국에서 유행하기 시작했다. 요즘으로 말하면, 시너나 수면약 놀이와 비슷한 것, 또는 소주를 쉬지 않고 단숨에 쭉 들이키는 것에 가까울 것이다. 우연히 소기는 마취 작용이 약하여 위험할 만큼 깊은 마취 상태가 되지 않았기 때문에, 파티에서의 놀이로 채택되었다는 것이 진상일 것 같다.

흡입 마취의 창시(創始)는 이 같은 소기 놀이, 나아가서는 이것으로부터 파생한 위험한 에테르 놀이가 계기가 되었다.

에테르의 마취 작용은 영국의 대과학자 마이클 패러데이(M.

〈표 1-1〉 흡입 마취의 역사

연 대	사 람	사 황
1777	프리스틀리	소기 발견
1800	데이비	소기의 마취 작용 발견, 『소기』를 출판
1810~45		'소기 놀이' 유행
1818	패러데이	에테르의 마취 작용 발견
1842	롱	에테르 마취 실시(발표하지 않았음)
1845	웰즈	소기 마취 발견, 보스턴에서의 공람에 실패
1846	모턴	에테르 마취의 공람에 성공
1846	홈스	"Anesthesia"라는 말을 사용
1847~49	웰즈	'흡입 마취의 발견자'임을 주장하는 논문
1853	스노우	빅토리아 여왕의 출산에 클로로포름 마취를 사용
1870년대		소기 마취의 재인식
1890년대?		소기에 산소를 병용하기 시작
1930	워터스	사이클로프페인의 도입
1960년대		할로테인의 사용(1954년 라벤토스의 발견)

Faraday 1791~1867)가 1820년경에 발견하였다. 1842년경, 미국 남부의 조지아주에서 롱(C. W. Long 1815~1878)이라는 의사가 이 에테르의 마취 작용을 알고 있어 젊은이들로부터 소기 놀이용 소기의 제공을 부탁받았을 때, "여기에는 소기가 없으나, 에테르도 같은 효과가 있을 것이다" 하고 가르쳐 주었다. 롱은 그렇게 가르쳐 주고 나서, "이건 환자에게도 쓸 수 있겠다" 하고 깨달은 것 같다. 어쩌면 그 자신도 '에테르 놀이'를 했었는지 모른다. 어쨌든 꽤 많은 환자에게 마취약으로 사용한 기록이 남아 있다.

1845년이 되자, 미국의 코네티컷주(뉴욕의 바로 동쪽 주)의 치과 의사였던 웰즈(H. Wells 1815~1848)라는 사람이 '소기 놀이'를 보고 이것을 자신과 자신의 환자에게 응용했다. 다만, 소기는 마취력이 약하기 때문에 수술의 마취로써는 인정되지 못했다. 이듬해인 1846년, 역시 치과 의사인 모턴(W. T. G. Morton 1819~1868)이라는 사람이 이번에는 에테르를 사용하여 보스턴에 있는 '매사추세츠 종합병원'이라는 유명한 병원에서, 전신 마취의 공개 시험에 성공한 것을 계기로 미국과 유럽에서 단번에 보급하기 시작했다.

역사는 되풀이한다고 말하지만, 이 소기 놀이는 1960년대 후반에 다시 한 번 미국에서 화젯거리가 되었다. 아이스크림을 부풀리기 위한 가스로 안성맞춤이라 하여 소기가 일반인에게 판매된 것을 젊은이들이 소기 놀이에 사용했던 것이다. 위험하기 때문에 곧 금지되고 소기 놀이의 유행도 사라졌다.

'소기'는 영어로 'Laughing Gas', 독일어로는 'Lachgas'로 웃음가스라는 뜻이다. '소(笑)'의 의미에 관해서는 소량을 흡수했을 때 흥분하여 웃기 시작하기 때문이라는 설(이런 현상은 일어날 수 있지만 드물다)과, 얼굴을 찡그렸다 하는 것이 얼핏 보기에 웃고 있는 듯이 보이기 때문이라는 설이 있다. 어원을 조사해 볼 필요가 있을 것 같다.

◆ 진부한 소기를 지금도 사용하는 이유

소기는 1800년에 마취 작용이 발견되어, 1840년대에는 실제로 마취약으로 사용되기 시작했다. 그 후 수많은 흡입 마취약이 발견되었지만, 1950년대까지 발견된 것으로서 현재까지 명맥을 유지하고 있는 마취약은 소기뿐이다. 마취약으로서뿐만 아니라 모든 약물을 포함하더라도 전 세기부터 계속 사용되고 있는 것은 극히 소수밖에 없다.

소기가 이와 같이 긴 생명을 유지하고 있는 이유는 무엇일까? 그것은 다음과 같이 요약할 수 있다.

최대의 이유는 부작용이 적다는 점이다. 마취 중의 부작용은 물론, 마취 후에 미치는 부작용도 적고 신체에 대한 장해는 거의 없다.

둘째는 마취 상태로 들어가거나, 마취 상태가 끊어지는 속도가 빨라 10분 정도밖에 걸리지 않는다는 점이다. 그래서 느린 약품을 조합하여 마취의 절반 정도를 소기에 분담시켜 둔다. 수술 종료 후에 소기를 제거하면 나머지 마취약의 작용은 단독으로는 충분하지 못하기 때문에 곧 깨어난다. 이것이 현재의 표준적인 소기의 사용법이다.

그러나 이 소기에도 결점이 있다. 마취약으로서의 작용이 약하고, 확실한 마취 상태가 되려면 반드시 다른 약물을 병용해야 하는 점, 작용이 약하기 때문에 고농도의 것을 사용할 필요가 있고, 그 때문에 산소를 충분히 공급하는 일이 결코 쉽지 않으며, 산소 부족의 위험성이 따라붙는다는 점 등이다.

◆ 플루오린화물로 만들어진 마취약─할로테인과 엔플루란

현재 흡입 마취약으로 주로 사용되는 것은 할로테인과 엔플루란이라는 두 가지 약이다.

모두 클로로포름과 마찬가지로 할로겐을 포함한 탄화수소(탄소와 수소가 결합하여 생기는 물질)이며, 상온에서는 액체인 물질이다. 이것을 기화시켜 가스로 만들어 사용한다. 기체로서는 공기의 5배 이상이나 무겁고, 클로로포름과 마찬가지로 향내가 있으나, 이 향내에는 특수한 성질이 있어 싫어하는 사람도 적지 않다. 분자 내에 플루오린을 가진 것이 특징으로, 이 점은 클로로포름이 탄소와 수소와 염소밖에 갖고 있지 않는 것과는 다르다.

할로테인도, 엔플루란도 단독으로 사용하는 일은 드물며, 실제로 사용하는 데는 60%나 70%의 소기를 병용한다. 심장이나 혈관에의 작용이 강해서 단독으로는 혈압이 내려가는 점, 소기의 도입 각성 속도가 10분 정도로 빠른 데 대해, 할로테인이나 엔플루란에서는 적어도 30분 정도가 걸리기 때문에 단독으로는 불편하기 때문이다.

◆ 폭발이 무섭다
―에테르와 사이클로프로페인이 쓰이지 않게 된 이유

에테르는 자극적인 냄새가 강한 점과 도입 각성이 느리다는 결점이 있지만 기본적으로는 매우 훌륭한 흡입 마취약이다. 하지만 어쨌든 에테르는 잘 연소하기 때문에 현재의 수술실에서 사용한다는 것은 도저히 불가능하여 마취약으로서의 수명을 다했다.

수술실은 원래 인공적인 환경으로 습도가 낮고 정전기가 일어나기 쉬운 상황에 있다. 이 정전기에 기인하는 폭발도 중대한 문제로, 수술실에서는 정전기가 일어나기 쉬운 양모나 나일론 하의 등은 예부터 금지되었다. 또 마룻바닥이나 신발, 기구의 바퀴 등을 전도성(電導性)으로 하여 정전기가 고이기 힘들게 하고 있었다. 탱크 롤리가 사슬을 질질 끌며 달려가는 것을 알고 있겠지만, 그것과 마찬가지로 발생한 정전기가 도망칠 수 있게 연구하고 있었다. 그러나 최근에는 크고 철저한 수술을 하게 됨으로써, 출혈을 적게 하기 위해 큰 수술에는 반드시 전기 메스를 사용하게 되었고, 심전도나 인공호흡기 등 전기 기기의 사용이 불가피하게 된 점, 할로테인과 같이 타지 않는 흡입 마취약이 개발된 것 등의 이유로, 타는 마취약은 밀려나게 되었다.

또 하나의 흡입 마취약 사이클로프로페인에서도 이 점은 마찬가지이다. 사이클로프로페인이라는 것은 탄소 셋이 고리를 이룬 탄화수소(분자식은 C_3H_6)로, 고리 모양의 탄화수소(따라서 '사이클로'라는 이름이 붙어 있다)로서는 최소의 것이다. 몇 호흡으로 의식을 잃는 굉장한 성질이 있지만, 어쨌든 에테르 이상으로 폭발성이 강력하여 건물이 날아가 버린 기록도 있다고 한다. 이 폭발성 때문에 이 약도 사용할 수 없게 되었다.

또 이 약은 독일어로는 '치클로프로판'이라고 읽고, 화학에서는 이 이름을 쓰지만, 마취에서는 '사이클로프로페인'이란 영어음으로 읽는다. 이것은 마취학이 영어권에서 발달하여, 주로 미국으로부터 들어왔다는 것을 가리키고 있다.

이렇게 사고방식이 변천하는 시대에는 폐 수술에 에테르와 전기 메스를 병용하여 폐가 파열한 사건이나, 장이 폭발하여 장천공(腸穿孔)이 일어나는 일이 수없이 많이 발생했다. 하기야 장에 관해 말하면, 에테르나 사이클로프로페인이 아니라도 방귀의 밑바탕인 장 가스는 메탄 가스 등 잘 연소하는 가스도 포함하고 있어 이것이 전기 메스로 폭발했다는 보고도 있다. 특히 소기에는 산소와 마찬가지로 자신은 타지 않지만 다른 물질을 잘 연소시키는 작용이 있으므로, 에테르나 사이클로프로페

<표 1-2> 흡입 마취약의 작용의 세기

*'130%'라고 하는 것은 대기압(1013밀리바)의 130%, 즉 1300밀리바 정도의 압력에서 소기를 투여하면(물론 그 밖에 산소를 가하여), 다른 약물을 병용하지 않아도 마취 상태가 달성되어 수술이 가능하게 되는 것을 의미한다

약품명	농도(대기압하에서의 %)	문제점과 사용하지 않는 이유
메톡시플루렌	0.2	신 독성
클로로포름	1.0	간 독성
할로테인	1.0	간 독성? 현재도 사용 중
이소플루렌	1.5	현재 사용 개시
엔플루란	2.0	사용 중
에테르	2.5	폭발성
사이클로프로페인	13	폭발성
에틸렌	80	폭발성
소기	130*	사용 중
제논	60	값이 비쌈

인과 같은 연소성 가스를 사용하고 있지 않아도 폭발이 일어나는 수가 있다.

◆ 마취력이 강한 약과 약한 약

소기는 70% 정도가 고농도를 흡수해도, 단독으로 외과 수술을 하기에는 불충분하지만 할로테인은 1%라도 수술이 가능하다. 즉, 소기는 마취 작용이 약하고 할로테인은 마취 작용이 강하다. 이 마취 작용은 약마다 정해져 있다.

할로테인은 현재 사용되고 있는 마취약 중에서 제일 강력하지만, 1960년대에 사용된 약으로 '메톡시플루렌'이라는 약이 있었다. 이 약은 더욱 강력해 0.2% 정도로 마취 상태가 되었

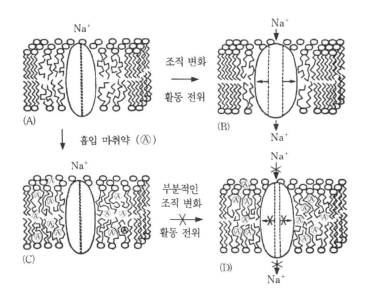

(A) 신경세포(뇌세포)의 세포막은 지질 이중층 속에 큰 단백질 분자가 묻혀
　　있고, 나트륨이온(Na^+)의 통로(채널)로 되어 있다
(B) 활동 전위에 의하여 통로가 열리고 Na^+이 통과한다
(C) 그런데 흡입 마취약(Ⓐ)이 지질막 안으로 끼어들면, 이 Na^+ 채널을 압박한다
(D) 통로가 열리지 않기 때문에 뇌세포가 작용을 발휘하지 못한다
〈그림 1-2〉 흡입 마취약의 작용을 가리키는 가설

다. 유감스럽게도 신장에 바람직하지 못한 작용이 있어 사용하
지 못하게 되었다(표 1-2).
　흡입 마취약의 사용 용이성을 결정하는 또 하나의 요소에는
작용의 신속성이 있다. 마찬가지로 흡수하더라도 금방 마취 상
태가 되는 약과 좀처럼 마취 상태로 들어가지 않는 약이 있다.
일반적으로 소기처럼 작용이 약한 약은 작용이 빠르고, 반대로
메톡시플루렌과 같이 강력한 것은 작용이 느린 경향이 있다.

메톡시플루렌은 너무 강력하고 작용이 느리기 때문에, 설사 신
장에 작용이 없더라도 그다지 사용되지 못했을 것이다.

◆ 흡입 마취는 어떻게 작용하는가
─뇌 조직에서의 분자 수는 항상 같다

마취의 메커니즘은 아직 충분히 알지 못하지만, 전신 마취에
서는 작용 부위가 뇌인 것이 틀림없다. 흥미롭게도 어떤 흡입
마취약을 취하더라도 알맞게 수술이 가능할 정도로 마취가 걸
린 상태에서 비교하면, 뇌 조직에 존재하는 마취약의 분자 수
는 같아진다. 소기처럼 약한 약이나, 할로테인같이 강한 것도
뇌 조직에서의 분자 수는 같다.

분자의 수는 '몰(Mol)'이라는 단위로 나타내는데, 마취가 걸
린 상태에서의 분자 수는 뇌 조직 1ℓ당 약 1밀리몰(mM)이다.
뇌 조직에서의 양이(분자 수가) 같은데도 흡수시키는 양이 이렇
게 다른 것은, 소기는 뇌에 녹기 어렵기 때문에 높은 농도를
사용할 필요가 있고 할로테인의 경우는 뇌 조직에 녹기 쉽기
때문에 흡수하고 있는 농도는 낮아도 많은 분자가 들어간다(그
림 1-2).

화학 물질로서의 마취약은 소기처럼 질소와 산소로 이루어진
작은 분자의 것(분자량 44)이나, 사이클로프로페인과 같이 탄화
수소이기는 하나 분자는 작은 것(분자량 42), 할로테인과 같이
큰 것(분자량 96) 등 여러 가지이다. 그러나 분자의 수가 같다
는 사실로부터 흡입 마취약의 작용 메커니즘은 약물마다 그다
지 다르지 않을 것이다. 물론 근거는 이뿐만 아니라 다른 여러
가지가 있다.

◆ 마취는 작용이 금방 끊어져야 한다
─흡입 마취약을 사용하는 이유

약이라고 하면 '먹는 약', '주사약', '바르는 약'은 있어도 '빨아들이는 약'이라는 말은 없다. 실제는 '흡입약'이 따로 있지만 어쨌든 소기, 에테르, 할로테인, 엔플루란 등과 같이 흡입으로 작용을 발휘시키는 약물은 드문 범주이다. 그 흡입으로 작용을 발휘시키는 약을 주로 사용하는 마취는 영역으로서는 드물다고 할 수 있을지 모른다.

이것은 아픔을 없애고 의식을 잃게 하는 마취약의 특수한 작용으로부터 나오는 것이지만, 동시에 수술에 대한 마취라고 하는 작업의 성질로부터도 요구되는 것이다. 감기약이나 위장약은 작용이 없거나 좀처럼 끊어지지 않아도 상관없다. 그러나 마취약이라고 하는 것은 확실한 작용이 필요하다. 약을 투여하면 확실하게 마취 상태로 들어가는 약물이 아니면 안 된다. 이런 의미에서 마취약만큼 작용이 확실하게 눈에 보이는 약도 드물다.

그뿐이 아니다. 마취약은 수술이 끝나면 확실히 작용이 끊어져야 할 필요가 있다. 수술이 끝나고 몇 시간이나 마취 상태가 계속되는 것은 환자의 몸에도 좋지 않지만, 의사나 간호사에게도 매우 불편하다. 즉 약의 작용이 끊어지는 것이 마취약의 경우는 매우 중요하다. 이것은 마취약에 요구되는 독특한 작용이다. 이 '작용이 급속히 끊어진다'는 것과 '흡입으로 사용한다'는 것은 중요한 관계가 있다.

물질이 폐를 경유하는 경우는 신체의 다른 경로로부터의 출입과 비교하여 양적으로 비교도 안 될 만큼 대량이며, 따라서

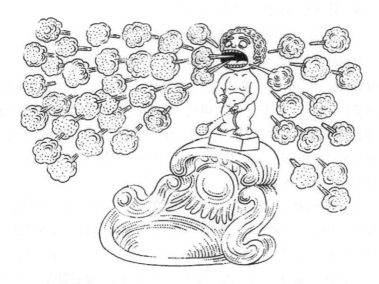

〈그림 1-3〉 호흡으로 뱉어내는 쪽이 오줌보다 배설이 빠르다

급속한 배설이 가능하다. 우리는 한 번에 500㎖ 정도, 1분간 12회 정도를 호흡하고 있다. 즉, 1분간의 호흡량은 6ℓ 정도이며 하루로 환산하면 8,000ℓ에 달한다(그림 1-3).

이것에 비해 오줌의 양은 하루에 1~2ℓ 정도이다. 그러므로 약을 처리할 때에 오줌에 섞어 배설하기보다, 호흡에 실어서 뱉어낼 수 있으면 훨씬 급속하게 처리할 수 있다. 할로테인이나 엔플루란의 배설이 느리다고 한들 그것은 소기와 비교해서의 일이지, 내복약이나 주사약에 비교하면 훨씬 빠르다. 흡입 마취약은 작용이 금방 끊어진다는 점이 최대의 특징이다.

◆ '파마코카이네틱스'라는 어려운 말의 이야기

약의 작용을 연구하는 영역의 하나로 '파마코카이네틱스

(Pharmacokinetics)'라는 분야가 있다. 우리말로는 '약물동태학(藥物動態學)', 또는 '약동력학(藥動刀學)' 등으로 부르는데 어쨌든 알기 쉬운 말은 아니다.

약은 한 번 먹거나, 한 번 주사한 것만으로는 금방 작용이 없어진다. 그런데 흡입 마취약의 경우는 폐로부터의 배설이 빠르기 때문에 마취 상태를 유지하는 데는 계속하여 투여하지 않으면 안 된다. 그러나 시간이 지나면 신체에 축적되기 때문에 투여하는 농도를 내리지 않으면, 이번에는 마취가 필요 이상으로 깊어져 버린다. 특히 마취약은 일반적으로 안전역이 좁다. 유효 수준과 치사 수준의 차이가 작기 때문에 그 근소한 폭을 사용하지 않으면 안 된다. 또 마취는 수술 후에 작용이 끊어져야 하므로 그 기준이 다른 약보다 엄격하다.

그래서 파마코카이네틱스는 마취의 영역에서 특히 빠른 시기에 진보한 학문으로, 1960년대에는 말하자면 인기 있는 영역이었다. 파마코카이네틱스라는 말이 생기고, 다른 분야에서 연구의 중요한 영역으로 인정받게 된 것은 1970년 이후의 일인데, 그때에는 흡입 마취의 파마코카이네틱스의 연구는 모두 완료되어 있었다고 할 수 있을 정도였다.

◆ 흡입 마취약도 예외가 아닌 약의 '해'

약에는 부작용이 여러 가지 있다. 한번은 우수한 약이라고 생각되었던 것이 부작용, 특히 처치 곤란한 부작용 때문에 사용이 제한되거나, 사용에 주의가 필요하게 된 예가 적지 않다. 페니실린 쇼크의 문제, 스트렙토마이신의 청각 장애, 우수한 항생 물질인 클로람페니콜에 조혈 기능 장해가 발견되거나, 소화

관의 항균약으로 사용된 약물로 스몬(SMON: 아급성 척수 시
신경병증)이 일어난 것을 알고 있는 사람도 많을 것이다.

이 점에서는 마취약도 예외가 아니다. 다만, 마취약의 경우에
는 반드시 의사가 사용하기 때문에, 부작용이 사용 중에 일어
나서 대처할 수 있는 것이라면 그리 문제 되지 않는다. 그러나
사용 후 훨씬 지나고 나서 발생하는 장해도 조금씩 알려지게
되어 중대한 문제로 여겨지고 있다.

원인은 아직 확실하지 않고 발생 빈도도 낮지만, 할로테인에
서 간 장해가 일어나는 것은 확실하다. 할로테인 자체의 작용
이 아니라 체내에서 할로테인이 화학 반응을 일으켜 생기는 소
량의 대사 물질에 의한 것인 듯하다. 빈도나 비율은 훨씬 낮지
만 엔플루란에도 유사한 작용이 있는 것 같다.

또 종전에는 전혀 해가 없다고 했던 소기에도, 임신이나 조
혈 기능 장해가 있는 것이 아닌지 의심되고 있다. 이 때문에
종래 수술실에 있던 흡입 마취약의 배기 가스는 더 이상 수술
실에서 사용하지 않게 되었다.

◆ 소기로 몸이 팽창하는 이야기

소기는 매우 우수하여 화학 약품으로서의 부작용은 거의 볼
수 없으나 한 가지 괴상한 부작용이 있다. 이것은 약으로서의
소기의 작용이 아니라, 소기의 작용이 약하기 때문에 고농도로
사용되는 점, 더욱이 혈액의 용해도가 산소나 질소의 20배나
높은 것에 기인하는 현상이다.

소기는 통상 67% 정도의 흡입 농도를 사용한다. 이것은 외
과 수술에 필요한 마취 수준의 약 절반이다. 대기압의 1기압은

수은주로 말하면 760mmHg이 정상값이므로, 소기의 사용량은 분압(分壓)으로 말하면 500mmHg 정도이다. 이 혈액이 체내에서 소기를 함유하지 않는 가스의 공간에 접하면, 소기가 혈액에서 가스로 옮아간다. 이 이행은 공간의 소기 분압이 500mmHg이 될 때까지 계속된다. 미리 존재했던 가스가 질소처럼 혈액에 녹기 어려운 것이라면 소기가 이 공간으로 운반되는 속도가 질소가 반출되는 것보다 훨씬 빠르기 때문에, 결과적으로 이 공간의 용적이 팽창하거나, 압력이 증가하거나 한다. 이것은 때로 귀찮은 결과를 초래한다.

이관(耳管)이 막힌 사람에서는 소기 마취로 중이강(中耳腔)이 팽창하여 고막이 변형하거나, 이소골(耳小骨)의 기능이 손상되는 일이 있다. 혈액에 공기가 들어갔을 때에 소기 마취 중이라면 여기로 소기가 나와 팽창하기 때문에 큰 장해가 일어난다. 축농증인 사람에서는 부비강(副鼻空)의 압력이 올라가 안면이 아파지거나 한다. 다만 다행히도 통상 조건에서는 중대한 일은 일어나지 않는다.

◆ 이상적인 흡입 마취약―불활성 기체

할로테인이나 엔플루란과 같은 할로겐계의 물질은 반드시 어떤 독성이 있다. 그러나 할로겐 없이 탄소와 수소만으로 이루어진 탄화수소는 반드시 연소한다. 따라서 흡입 마취약으로서 이상적인 것이라고 하게 되면, 탄화수소가 아닌 소기와 같은 물질로, 더욱이 소기의 결점을 지니지 않는 물질이 필요하다. 이것은 어려운 조건이다. 현재도 탐색이 계속되고 있으며 이소플루텐이라는 물질이 구미에서 사용되기 시작하고 있다. 이것

은 플루오린이 들어간 탄화수소인데 매우 안정된 물질로 일본
에서도 가까운 시기에 사용될 것 같다.

실은 이상적인 물질이 이미 한 가지 알려져 있다. 그것은 제
논이다. 제논은 원자 번호 54번의 희가스(불활성 기체)인데, 상
당히 강력한 마취 작용이 있어 대기압 아래서도 적합한 마취
상태가 얻어진다. 맛도 냄새도 없고, 불활성 기체라는 성질상
화학 반응을 일으키지 않으므로 신체 속에서 대사를 받지 않는
다. 게다가 마취 이외에는 인체에 대한 작용이 알려져 있지 않
다. 말하자면, 이상적인 흡입 마취약이다.

유감스럽게도 희가스의 상례로서 제논은 값이 꽤 비싸다. 더
욱이 그 제조법을 연구하여 값을 내릴 수 있는 가능성도 없다.
희가스라고 하는 물질의 성격상 다른 물질과 합성이 불가능하
기 때문이다. 연구는 활발하게 이루어지고 있으며, 연구자들은
실용 가능성을 추구하고 있으므로 일반적으로 널리 사용되는
것은 무리라 하더라도, 일부 시설이나 특정 조건 아래서 이 제
논이 임상에 사용될 수 있을지도 모른다. 제논뿐만 아니라 유
사한 희가스인 원자 번호 36번의 크립톤에도 마취 작용이 있
다. 다만 이쪽은 소기보다 작용이 약하고 제논만큼은 매력이
없는 것 같다.

같은 희가스라도 아르곤(원자 번호 18번, 전구에 채워져 있
다)이면 공기 속에 1% 가까이 존재하기 때문에 값이 싸다. 그
러나 아르곤에는 유감스럽게도 마취 작용이 없다.

최근에 놀이 가스로서 헬륨이 판매되기 시작했다. 헬륨도 불
활성가스 중 하나이지만 음파를 전파할 때의 특성이 공기와 다
르기 때문에, 이것을 흡입하여 소리를 내면 마치 도널드덕과

같은 이상한 목소리가 된다. 헬륨은 의료 분야에서는 여러 가지 검사에 사용하기도 하고 치료에도 사용하기 때문에 이런 목소리가 된다는 것을 이미 알고 있었다. 하지만 이것이 일반인에게 판매되고, 더욱이 놀이 도구로써 판매되리라고는 상상조차 하지 못했다. 헬륨에도 마취 작용은 없다.

제2장
공중납치기에 소기를 사용할 수 없었던 이유

마취 상태란 무엇인가?

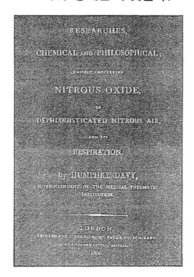

H. 데이비가 1800년에 출판한 『소기의 화학과 생리 작용의 연구』라는 단행본에는 'philosophical'이라는 말이 사용되어 있다. 이것은 현대에는 '철학'을 나타내는 말이지만, 당시는 물리학 또는 생물학에도 널리 사용되었던 것 같다.

◆ 공중납치기에 소기를 사용할 수 있는가?

아주 오래전의 일이지만, 일본항공 '요도호'기의 공중납치 사건 때 공항에 착륙한 비행기에 대하여, 소기를 넣어 보내 범인을 무력화할 수 있는지에 대한 가능성이 진지하게 검토되었다고 한다. 결국은 사용하지 않게 되었지만 그 이유를 설명하면 불가능하지는 않지만 큰 문제가 일어날 수 있기 때문이었다.

비행기 채로 마취를 한다는 것은 승객을 말려들게 하는 일이다. 약의 효험은 개인차가 크다. 100명이나 되는 사람들에게 동일 농도의 마취약을 투여하면, 마취가 전혀 듣지 않는 사람, 어정쩡하게 들어 웃음을 터뜨리거나 사나워지는 사람, 깊이 들어서 죽는 사람 등 여러 가지가 나오게 된다. 흡입 마취약은 다른 약과 비교하면 효험의 개인차가 적은 편이기는 하지만, 그래도 이 정도의 개인차는 당연히 생긴다.

특히 공중납치의 경우, 범인은 힘이 센 젊은 사람들이고 승객 중에는 나이가 많은 사람이 많다는 조건 때문에, 승객의 안전을 생각하면 마취약의 사용은 꽤 곤란한 일이었다. 실제로 이런 고려에서 이 생각은 취소되었다.

이것으로 알 수 있듯이 마취 상태라는 것은, 약을 일정량 또는 일정 농도로 투여했다고 해서 무조건 괜찮다고 할 수는 없는 것이다. 마취 상태일 때 어떤 문제가 생기며, 어떤 대책이 필요한가를 검토해 보기로 하자.

◆ 코골이는 왜 위험한가?―기도 폐색이란?

공중납치기에 소기를 사용할 수 없었던 최대 이유는 마취의 호흡에 대한 영향이다.

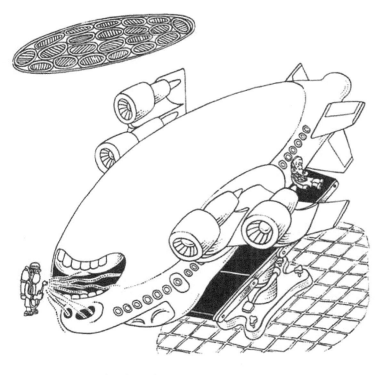

〈그림 2-1〉 비행기 채로 마취시킨다

그 문제를 생각하기 전에 코를 고는 것에 대해 먼저 설명한
다. 나도 코를 골지만, 이것은 호흡할 적에 공기의 통로(기도:
氣道라고 한다)가 좁아지기 때문에 잡음이 나오는 상태이다. 코
를 고는 것은 주위도 괴롭지만 실은 본인에게도 좋지 않다. 첫
째, 산소가 부족해진다. 둘째, 좁은 기도에서 무리하게 호흡하
기 때문에 무척 피로해진다. 그 때문에 수면을 충분히 취하지
못하고 잠에서 깨기 쉽다. 그 결과 수면 시간이 길어지고, 잠에
서 깨어나도 개운치가 않고 낮에 졸음이 온다.

코를 고는 데는 여러 가지 원인이 있지만, 단연코 많은 것은 혀뿌리 부분의 긴장이 느슨해져서, 이것이 목 뒤의 벽에 달라붙어 버려 공기가 통하기 어려워지는 일이다. 의사는 이것을 '설근침하(舌根沈下)' 등으로 부르고 있다.

그런데 코를 고는 것은 위험한 일이지만 코를 골지 않는 것이 더 위험할 때가 있다. 코를 곤다는 것은 다소는 호흡을 하고 있기 때문에 소리가 나오는 것이나, 공기가 통하기 어려워져서 완전히 닫혀 버리거나, 호흡 운동 자체를 완전히 하지 않는 상태에서는 코 고는 소리는 들리지 않는다. 즉 코골이가 멎어 버렸을 때는 공기가 통하기 좋아져서 코를 고는 일이 멎는 일도 있지만, 반대로 나빠져 있는 일도 적지 않다. '수면 중에 호흡이 멎는다'고 하는 현상은 매우 빈도가 높아, 최근 20년 사이에 여러 가지로 연구되어 호흡 면의 연구 테마 중 인기 종목이다.

코를 고는 것은 여성에 비해 남성이 압도적으로 많다는 것은 일상생활에서도 경험하는 일이지만, 의학적으로도 뚜렷한 통계가 나와 있다. 병으로 성호르몬의 이상이 일어나거나 치료를 위해 성호르몬을 사용하거나 하는 일이 있는데, 흥미롭게도 남성이 여성화하면 코골이가 없어지고, 반대로 여성이 남성화하면 코를 골게 된다. 코를 고는 것이 어쩐지 호쾌하고 남성적이라는 생각이 들지 모르지만 몸에 좋지 않은 것은 확실하다.

그런데 마취에서는 코를 고는 것과 비슷한 현상이 매우 일어나기 쉽다. 더욱이 마취에서는 보통의 수면보다 훨씬 깊은, 말하자면 혼수 상태가 되는 것이므로 호흡의 정지나 기도의 폐색은 심각한 문제이다. 보통 수면의 경우는 코를 골아 답답해지

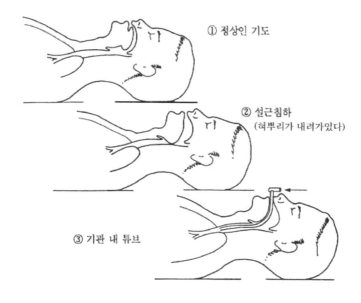

① 정상인 기도

② 설근침하
(혀뿌리가 내려가있다)

③ 기관 내 튜브

〈그림 2-2〉 기도와 기관 내 튜브

면 자연히 잠에서 깨어나서 기도가 열리지만, 마취에서는 그 때문에 마취가 깨는 일이 없다. 기도가 닫히면 그대로 죽음으로 이어진다. 앞에서 말했듯이, 비행기에 소기를 흘려보내는 것이 위험한 것도, 다음에서 말하는 기관 내 삽관(氣管內揷管)이 마취에 필요한 것도, 이 기도 폐색에 대응하는 요소가 크기 때문이다.

◆ 기관에 관을 넣어 기도 폐색을 방지ㅡ「기관 내 삽관」

전신 마취에서는 대개의 경우 기관에 기관 내 튜브라고 하는 관을 넣는다. 「기관 내 삽관」이라고도 부른다. 이것은 앞에서 말했듯이 혀뿌리가 목의 벽에 달라붙어 공기의 통로가 막혀 버리는 것을 방지하는 의미가 큰데, 다른 목적도 있다. 깨어 있을 때 목에는 유효한 반사 기능이 있어 코나 목의 분비물이 기관으로 들어가는 것을 방지하고 있다. 그런데 마취가 되면 이 반사 기능이 없어지기 때문에 이런 것이 기관으로 들어가 매우 위험하다. 이것이 기관 내 삽관을 하는 또 다른 이유이다.

세 번째 이유는 인공호흡을 하기 쉽게 하는 일이다. 이것은 다음에 설명하지만, 인공호흡에서는 압력을 걸어서, 즉 양압(陽壓)으로 폐를 팽창시키기 때문에 위에 공기가 들어가지 않도록 기관에다 직접 관을 넣는 것이다.

기관 내 삽관을 하는 데는 성대(聲帶)를 특수한 기구로 들여다보면서 여기에 관을 넣는다. 전에는 기구도 나빴고, 사용하는 약도 좋지 않았기 때문에 매우 어려운 기술이었다. 그러나 현재는 꽤 쉬워져서 의사뿐만 아니라 일부 간호사도 할 수 있게 되었다. 가까운 시기에 구급대 사람들에게도 부탁할 수 있게 될 것이다.

하지만, 이 기관 내 삽관은 마취 작업의 중심이다. 그리고 잘 하고 못하고를 결정하는 기술의 하나이기도 하다. 기관 내 삽관은 환자의 용모에 따라서도 어려움의 정도가 달라진다. 일반적으로 크고 턱이 벌어진 얼굴에서는 하기 쉽고, 그 반대로 턱이 작고 뒤로 들어간 경우는 성대가 잘 보이지 않아 하기 힘들다. 일본의 쇼와(强和) 일왕의 죽음이 그 전형적인 예이다.

◆ 기계로 압력을 가하여 호흡한다―인공호흡

마취 중에는 환자 자신은 호흡하기 어렵다. 폐 수술에서 가

습을 절개했을 때에 호흡을 할 수 없는 것은 알기 쉬운 예일 것이다. 복부 수술에서도 간장 등을 밀어젖히고 수술하기 때문에 횡격막(橫隔膜)이 움직이기 어려워진다. 또 약의 작용도 호흡에 영향을 끼친다. 마취약 자체도 호흡을 방해하는 작용이 있지만, 신경이나 근육의 활동을 억제하는 약도 쓰기 때문이다.

결국 이런 상황에서는 인공호흡을 하는 것이 가장 안전하고 확실하다. 인공호흡은 물에 빠진 사람의 소생 등에 사용하는 '호기 취입법'과 같은 원리이다. 이것은 '압력을 가하여(양압으로)' 공기를 넣어 보내어 흡기(吸氣)를 시킨 다음 개방하면, 들어간 공기가 자연히 나와 환자가 숨을 뱉는 방법을 사용한다. 인공호흡을 하는 사람이 뱉어내는 공기, 즉 호기(呼氣)가 환자의 흡기(吸氣)가 된다. 마취의 경우는 우리가 입으로 불어 넣는 것이 아니라, 기계를 사용하여 마취 가스와 산소가 혼합된 것을 넣어 보낸다.

이 인공호흡에는 결점도 있다. 뭐니 뭐니 해도 부자연스러운 호흡법이기에 보통의 호흡처럼 폐 전체가 균등하게 팽창하지 않고, 일부만 팽창하고 일부는 팽창하지 않는 현상이 일어난다. 또 폐 이웃의 심장을 양압으로 압박하게 되므로 심장의 활동을 방해하는 효과도 약간은 있다.

그러나 현재로서는 이보다 나은 방법은 고안되지 않았다. 수술 때 호흡은 대개의 경우 인공호흡으로 유지되고 있다.

◆ 자연 수면과 마취의 차이

마취는 옛날에는 마수라고 썼던 적도 있으며, 자연의 수면과 닮은 부분이 확실히 있다. 그러나 차이도 크다.

첫째, 아무리 잘 자고 있어도 자연의 수면에서는 깨어나 버리기 때문에 수술을 할 수가 없다. 둘째, 자연의 수면은 '잔다'고는 하지만 매우 다이내믹한 것으로서 상태가 여러 가지로 변화하고 있다. 수면에 정수면(正睡眠, non-REM 수면)과 렘(REM)수면의 두 종류가 있다는 것을 알고 있는 사람도 많겠지만, 그뿐만 아니라 자연 수면에서는 호흡이 깊어지거나 얕아지고 혈압이 올랐다 내렸다, 맥박이 빨라졌다 느려졌다 하기도 한다. 몸을 뒤척이거나 꿈도 꾼다. 여러 가지로 측정을 하거나 그저 보고 있기만 해도 수면이 다이내믹하다는 것을 알 수 있을 것이다. 아기나 개, 고양이의 잠을 관찰하면 실로 여러 가지로 변화하고 있는 것을 알 수 있다.

이것에 대해 마취는 약물의 작용이기 때문에 잘 마취되어 있으면 상태가 가장 평탄하다. 뇌파도 균일하고 혈압, 맥박, 호흡도 균일하다. 뒤척이지도 않는다. 그 대신 마취로 잠을 잔들 피로가 가시지는 않는다. 또 자연의 수면에서는 깼을 때에 어느 정도 시간이 경과했는지를 대강은 안다. 신체의 시계가 멎어 있지 않은 것이다. 그러나 마취에서는 시간의 경과를 알 수 없어 긴 수술에서 깨어났을 때 환자가 '지금 잠을 잔 것 같은데…' 하고 말하는 일이 흔히 있다. 마취는 체내 시계를 멈춰 버리거나 진행을 늦춰 버리는 것이다.

◆ 수술이 있기 때문에 마취는 큰일

우리가 마취라고 말할 때, 실은 이 말을 두 가지로 가려 쓰고 있다.

하나는 '마취약의 작용을 받은 신체 상태'라고 하는 순수한 약의 작용 면이다. 또 하나는 수술의 '마취'라고 하는 것으로서 이것은 '수술+마취'이다. 이 둘은 매우 다르다.

이를테면 소량의 마취약이 주사되어 희미하게 의식을 잃고 있을 뿐이라면, 자연 수면에 가까운 상태도 만들 수 있다. 이 경우 마취약의 작용은 수면으로 들어가는 데는 큰 역할을 하고 있어도 수면을 유지하는 역할은 작을지도 모른다. 따라서 마취되어 있는 상태도, 마취로부터 깨어난 후의 상태도 자연의 수면과 비슷하다.

그러나 수술에 사용하는 마취는 이것과 두 가지 점에서 다르다. 하나는 마취약을 더 많이 사용하는 점이다. 이 상태는 앞에서 말했듯이 자연의 수면과는 크게 다른 것이다.

또 하나는 수술 자체의 영향이다.

우리가 하는 일은 '마취학의 연구'가 아니라 '수술의 마취를 해 가는 실무'이므로 수술의 영향은 중요한 요소이다. 수술의 자극에 의해 아드레날린이 나와 혈압이 올랐다가 맥박이 빨라졌다가 하는데, 이것을 마취로 어떻게든지 방지해야 한다. 더욱이 수술의 자극이라고 하는 것은 한결같지 않기 때문에, 자극이 강할 때에 대비하여 마취약을 충분히 투여해 두면 자극이 약할 때는 반대로 마취약 때문에 혈압이 내려가 버리거나 맥박이 느려지거나 한다.

그 밖에 출혈의 영향이나, 수술이나 기구의 기계적인 영향도 고려하지 않으면 안 된다. 이를테면, 폐 수술 때에는 수술을 하는 시술자가 폐를 손으로 누르거나 하기 때문에 이 영향을 잘 방지해야 한다.

마취약으로 조용히 잠들게 하는 것과, 수술에 대해 마취하는 것은 꽤 동떨어진 일이다.

◆ 수혈의 예와 지금

독자들은 '수술'이라고 하면 금방 '출혈'과 '수혈'을 연상할 것이다. 그런데 이 '출혈'과 '수혈'이 최근에 매우 변화하고 있다. 출혈도 수혈도 양이 줄어들었다. 이유는 여러 가지다. 이를테면 혈관을 조이는 기구가 좋아졌다는 것, 전기 메스나 레이저 메스의 보급, 출혈하기 어려운 마취약과 마취법의 개발 등도 그 이유의 일부이다.

하지만 무엇보다도 중요한 것은 수술의 기초가 되는 사고방식 자체가 바뀐 점이다. 불과 20년 전, 수술은 아직 "어쨌든 나쁜 부분을 서둘러 제거해 버려라"라는 사고가 지배적이었다. 그런데 현재는 "제거할 것은 완전히 제거하지만, 기능은 손상하지 않도록 배려한다. 단, 부득이하게 기능에 영향이 미치는 것이라면, 새로이 기능을 수행할 만한 신체로 만든다"는 사고방식으로 바뀌어 가고 있다. 출혈은 기능을 상실하게 하는 것이 확실하기 때문에, 출혈도 극력 피하자는 것이다. 그 결과 출혈하지 않도록 주의 깊게 수술하기 때문에 수술 시간이 자꾸 길어지고 있지만 수혈량은 극히 줄어들었다.

정확한 통계는 알 수 없으나 옛날에는 수혈의 상당한 부분이 수술 시 수혈로 사용된 데 비해 현재는 그 비중이 상대적으로 가벼워지고, 대신 채혈한 혈액을 여러 가지 성분으로 나누어 각 성분을 필요로 하는 환자에게 병실이나 외래에서 나누어주게 되었다.

같은 기술이라면 수술 시간이 길기보다는 짧은 것이 좋을 테

지만 옛날과 지금을 비교하면 현재의 꼼꼼한, 출혈이 적은 쪽
이 시간은 오래 걸리더라도 환자의 시술 후 소모가 적고 회복
이 빠른 것이 확실하다.

참고삼아 덧붙이면 수혈 자체가 근대 의학 속에서 과학적인
방법으로 확립된 것은 1차 세계대전 무렵(1914~1918)인데, 실
은 그보다 200년 이상이나 거슬러 올라가는 괴로운 역사를 지
니고 있다. 그중에는 "난폭한 사람을 치료하기 위해 얌전한 염
소의 피를 수혈했다"거나, "부부 사이를 좋게 하기 위해 남편과
아내의 혈액을 혼합했다"거나 하는, 지금에 와서 생각하면 우
습고 소름 끼치는 일이 진지하게 시도되었다.

◆ 여러분, 살찌지 마세요

나는 마취 훈련을 미국에서 받았고, 그 후의 생활을 포함하
여 7년 가까이나 그 나라에서 마취 의사로 일했다. 그 경험과
일본에서의 일을 비교해 보고, 일본이 참으로 고맙다는 생각이
드는 일이 한 가지 있다. 그것은 상대적으로 환자의 체구가 작
다는 점이다. 미국의 환자는 체구도 크지만 감당할 수 없을 만
한 비만 환자가 꽤 있었다.

심각한 비만인 환자는 의사에게는 무척 힘든 대상으로, 수술
도 어렵고, 피도 많이 나오는 데다 상처가 아물기 어렵고, 수술
대로부터 운반차로 옮기는 것도 큰일이어서 쉽지 않다. 마취를
하는 데는 약이 많이 들고, 인공호흡도 하기 힘든 데다 기관
내 삽관이 어렵다. 첫째, 청진기를 대어 심장이나 호흡 소리를
들으려 해도 아무것도 들리지 않는다. 미국의 의료는 기구를
사용하여 측정하거나 검사하는 일에 매우 적극적인데, 그 이유

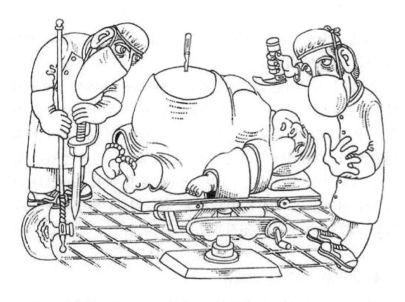

〈그림 2-3〉 비만 환자에게는 어떻게 마취를 하는가?

의 하나는 외부로부터 보아도 알 수가 없고, 청진기도 사용할 수 없기 때문이라고 말하는 사람이 있을 정도이다(그림 2-3).

내가 마취를 담당했던 환자 중에서 제일 무거웠던 사람은, 체중이 600파운드를 넘었다. 270kg 이상이니까 굉장하다. 이 환자는 수술대 두 개를 늘어놓고 겨우 눕혔지만, 애당초 수술실로 들여놓을 때부터 몹시 힘들었던 기억이 있다.

◆ 마취 상태를 기록해 나간다

수술할 때에 마취 의사는 '마취 기록'이라는 것을 기록한다. 이것은 환자의 상태를 가리키는 파라미터인 혈압, 맥박 수, 호흡, 체온, 심전도 등이나 사용한 약, 수혈 경과 등을 그래프로 만드는 것이다.

이 마취 기록은 훗날의 기록으로도 매우 중요하여 배울 것이 많지만, 또 하나 수술의 진행 중에 기록을 살펴봄으로써 그 자리에서 흐름을 알 수 있다는 의의도 있다. 이 기록은 미국에서 꼼꼼하게 기록하지만, 웬일인지 영국에서는 그다지 기록하지 않는 것 같다. 일본에서는 미국 이상으로 꼼꼼하게 기록하고 있다고 말할 수 있는데, 이것은 매우 좋은 일이라고 생각한다.

최근에는 이 마취 기록을 컴퓨터로 기록하게 하는 시도가 있다.

다만, 기록이 혈압이나 맥박에 한정되는 것이라면 컴퓨터 기록도 만들기 쉽지만, 글자를 넣게 되면 손으로 적어 넣거나 키보드의 사용이 필요하여 좀 불편하다.

게다가 기록이라는 것은 완성된 '기록' 자체도 중요하지만, '기록해 나가는' 과정에서 기록하고 있는 당사자의 인식을 깊이 하는 요소도 크기 때문에 자동화되면 그 부분이 상실되어 버리는 것은 부인할 수 없다.

◆ 침으로 하는 마취는 듣는가?

1970년대 초에 '침 마취'라는 것이 떠들썩했다. 뉴스위크지의 기자가 중국에서 수술을 받았을 때, 침 마취가 효험을 보았다는 것이 계기였던 것으로 기억한다.

이 직후, 일본과 미국에서도 침 마취가 여러 가지로 시도되었다. 그리하여 다음과 같은 결론에 이른 것 같다.

침 마취는 확실히 효험이 있다. 이것은 거짓이 아니다. 그러나 수술의 마취로서 쓸모가 있느냐고 하면 그것은 별개의 문제다. 마취 담당자나 환자도 무척 힘이 들고 시간이 걸리는 점,

더욱이 확실성이 부족한 점, 특히 전신에 골고루 듣는 것만은 아니기 때문에 수술 부위에 듣는지 어떤지를 모른다는 점 등으로 일본에서는 사용되지 않는다. 특히 '수술은 외과 의사가, 마취는 마취 의사가 담당한다'는 체제 아래서는 사용이 곤란한 것 같다.

현재, 침 마취는 극히 일부 사람이 사용하고 있는데, 그 경우는 수술이 국한된 소범위의 것일 것(넓은 범위에서는 수술이 침이 듣지 않은 부위에 미치기 쉽다), 시술자 자신이 침을 놓을 것(시술자가 마취의 한계를 잘 알고 있어 조심스럽게 수술하거나, 범위를 넘어서면 곧 국소 마취를 추가할 수 있게) 등이 조건인 경우이다.

'침'이 떠들썩하게 입에 오르내릴 때, "하지만 침은 메커니즘을 확실히 모르지 않는가"라는 반론이 있었다. 확실히 침의 메커니즘은 아직 확실히 모른다. 그러나 그런 의미에서라면 소기도, 할로테인도, 티오펜탈도 작용 메커니즘은 분명하지 않다.

되풀이하여 말하지만 '침' 자체는 유효하다. 특히 '수술의 마취'가 아니고, 일반적인 '진통법'으로는 그 유효성을 의심할 바 없다. 진통법으로는 유효하지만, 수술에 대한 마취법으로는 그다지 믿음직스럽지 못하고 확실성이 부족한 것이 버려지게 된 이유이다. 본고장인 중국에서도 연구가 실시되고 있기는 하나 현장에서의 사용이 적어지고 있다는 것이 내가 베이징에서 들은 얘기였다.

◆ 최면술로 수술이 가능한가?

'최면술'도 일반인들이 흥미를 갖는 듯한데, 이것에 대해서도

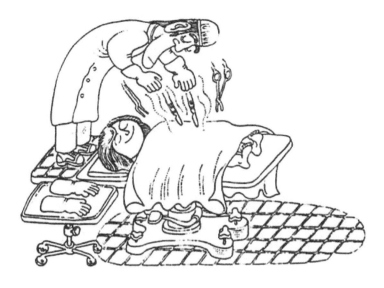

〈그림 2-4〉 최면술로 수술을 한다

침과 같은 말을 할 수 있다. 최면술에 관한 의사의 인식이나 마취 의사의 인식은 침의 수준에는 도저히 미치지 못하지만, 내 자신은 다행히 이것을 직접 목격할 기회가 있었다. 그것은 훈련을 받고 있던 보스턴의 마취과에, 최면술에 능숙한 의사가 한 사람 있어 때때로 사용하고 있었기 때문이다.

아일랜드 태생의 마취 의사였는데, 최면술에 흥미를 가져 특히 그 훈련을 받았다고 했다. 나와는 친한 사이(하지만 나보다 열 살이나 위)였는데, 그 밖의 다른 점에서는 아주 평범한 의사로, 그저 최면술이 장기여서 화상을 입은 아이의 붕대 교환에 잘 이용하고 있었다.

딱 한 번, 대수술(복부 대동맥류 수술)을 최면술로 중간까지

하는 것을 보았다. 왜 그렇게 했는지는 기억에 없지만, 어쨌든 수술 도중 인공 혈관을 심기 직전까지는 일체 약을 사용하지 않고, 그다음부터 보통의 마취로 전환했다.

그러한 인상으로는 '최면술로 수술은 가능하지만, 시간과 공이 들어 무척 큰일'이라는 것이었다. 이것은 그로부터 들은 얘기이지만, 어느 때는 수술 중에 간호사가 기계를 마룻바닥에 떨어뜨려 큰 소리를 내었더니 환자가 깨어나서 매우 난처했다는 것이었다.

최면술이 약에 의한 마취보다 안전하다고 일률적으로 말할 수는 없다. 수술이 가능할 만큼 깊은 최면술에서는 호흡이 이상해지고, 심장의 작용도 억제된다. 그것을 안전하게 하는 데는 상당한 지식과 경험이 필요하다. 그것은 보통의 의사가 할 바가 아니다(그림 2-4).

◆ 장시간 수술의 세계 기록

수술이라고 하는 것은 때에 따라서는 상상도 못할 만큼 장시간이 걸린다. 기네스북(1987년판)에 의하면, 1951년에 미국 미시간주에서 96시간(무려 4일간!)이 걸렸다는 것이 실려 있다. 중량 140kg의 거대 낭종(囊腫)을 절제한 것으로 되어 있다. 자세한 내용 설명은 없으나, 환자는 "심장이 나빠 세심한 주의가 필요했다"고 쓰여 있다. 이때의 마취에 관한 기록도 없다.

1979년판 기네스북에는 32시간이라는 기록이 실려 있다. '1972년에 캘리포니아대학 샌디에이고 분교에서 뇌외과 수술: 담당은 Drs. Alksene & Smith'라고 되어 있다. 이 예는 나도 알고 있다. 왜냐하면 당시 내 자신이 이 병원에 조교수로 일하고 있었고, 이 수술의 마취를 내가 담당했기 때문이다.

환자는 19세의 남자 대학생으로 '뇌의 동정맥 기형'이라는 뇌혈관의 병이었다. 몸이 튼튼해 마취 자체에 불안은 없었다. 수술이 장시간 걸린 것은 혈관과 뇌의 조직이 복잡하게 뒤얽혀 있어, 되도록 뇌 조직을 다치게 하지 않고 나쁜 혈관만을 제거하는 데에 세심한 주의가 필요했기 때문이다. 첫 번째는 Dr. Alksene이 20시간 걸려 수술했으나 제거하지 못하고, 다시 도전하여 30시간 남짓하여 완료, 환자는 무사히 퇴원했다. 두 번째는 시술자도 처음부터 두 팀으로 나누어 6시간씩 교대하면서 진행했다. 마취 쪽은 물론, 교대로 10명씩 달라붙었던 것으로 기억하고 있다. 사용한 것은 할로테인이었다. 어쨌든 아침에 시작하여 끝난 것이 이튿날 저녁이었기에 강하게 인상에 남아 있다.

첫 번째의 수술과 합해서, 당시의 로스앤젤레스타임스에 '52시간의 대수술'이라고 소개되었다. 나 자신은 그 후에 20시간 전후의 수술은 몇 번인가 경험했으나, 30시간이 넘는 것은 처음이었다.

일본에서는 44시간이라는 마취 기록이 보고되었다. 꽤 번져 나간 직장암의 근치 수술을 시도한 것이었다. 수술은 어찌어찌 마쳤지만, 결국 한 달 후에 죽었다고 한다. 내가 아는 한도의 마취로는 이것이 제일 길다.

제3장
술과 마취의 공통점과 차이점

마취약은 주사로 잠을 자는 수면약

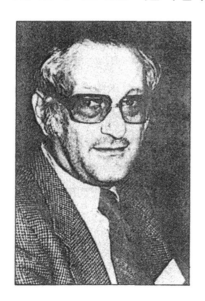

  M. 레버. 모르핀의 대량 마취 창시자로 하버드대학, 스위스의 바젤대학에서 활동. 저자는 보스턴 시절에 몇 해를 함께 보냈다. 1982년 사망

◆ 술과 마약의 공통점과 차이점은?
─여성이 모두 미녀로 보였던 나의 경험

마취 작업은 마약과 꽤 다르지만 전혀 관계가 없는 것은 아니다. 교실로 오는 우편에 「도쿄대학 마약과」로 된 것은 지금도 이따끔 볼 수 있고, 전에는 다 같이 여행을 간 곳의 호텔에서도 「도쿄대학 마약과」라고 쓰인 적이 있었다. 그와 약간 관계가 있는 마약 얘기부터 시작하기로 하자.

나 자신이 마약 주사를 맞은 경험이 있다. 그것은 충수염(맹장) 수술을 받은 뒤의 일이다. 아시는 분도 많겠지만, 수술을 받은 후는 꽤나 아프고 괴로운데, 마약 주사를 맞으면 '따끔따끔하게 아픈' 감각 자체는 같은데도 조금도 고통스럽지가 않다. 그뿐만 아니라 번갈아 오는 간호사가 모두 굉장한 미인들로 보였다. 당시 나는 아직 독신으로 "이 병동의 간호사는 모두 내가 알고 있는 사람이고, 이렇게 미인들만 있을 턱이 없는데" 하고 생각하고 있노라면, 약이 끊어지면서 평범한 얼굴이 되곤 했다. 이런 일을 되풀이하면서 "과연 마약의 작용이란 굉장하구나" 하는 생각이 들었다(그림 3-1).

'마약'이라는 말로부터 무엇을 연상할까?

대다수의 사람에게 있어 마약이란, 금단의 매력과 한번 사로잡히기만 하면 빠져나올 수 없는 수렁이 기묘하게 복합된 느낌, 써도 다 쓰지 못할 만큼 큰돈을 가진 억만장자가 대저택의 구석진 방에서 몰래 맛보는 낙원의 꿈과, 일도 신분도 가족도 없이 남몰래 대도시의 슬럼에서 괴로워하면서도 빠져나가지 못하는 매력 등의 양극단적인 모습이 떠오르는 것이 아닐까? 어쨌든 우리들의 실생활과는 동떨어진 곳에서 영위되는 이미지가

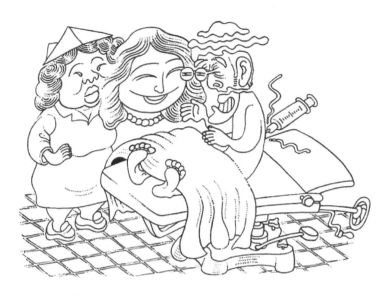

〈그림 3-1〉 마약의 작용으로 미인이 아닌 사람도 미인으로 보인다!

아닐지?

　'마약'이라는 것은 모르핀, 코카인, 헤로인 등 화학적으로 관계가 가까운 일군의 약을 가리킨다. 본래는 겨자씨로부터 얻어지는 물질이지만, 오늘날에는 화학 합성에 의하여 만들어지는 물질도 많이 알려져 있다.

　마약이라고 하면 '기분이 좋아지는' 작용을 주로 상상하겠지만, 마약의 최대 특징은 실은 진통 작용, 즉 '통증을 완화하는 작용'이다. 이 진통 작용 때문에 의약으로써의 효용이 크다. 사회적으로는 마약과 비슷한 이미지를 갖고 있겠지만, 히로뽕(메스암페타민)이나 마리화나(대마)는 다른 그룹으로 이쪽은 진통 작용이 없다. 의학적인 이용 가치는 마약만큼 크지 않다.

이와 같은 마약의 이미지와 그것에 수반되는 사회적인 '부작용' 때문에, 의료에 있어서 모르핀계 약물 사용이 부당하게 제약되고 있는 면이 있다. 모르핀계 약물은 최근에 연구가 많이 진보하여, 근본 신체 속에 유사한 약물이 있다는 것이 판명되었다. 또 우수한 성질을 가진 약이 다수 개발되고, 사용 방법도 두드러지게 진보하고 있다. 그런데도 이 이미지 때문에 법률적으로도 엄격하게 규제되고 있고, 법률로는 허용되고 있어도 환자에 대한 사용을 제한하지 않으면 안 되는 면이 있다.

마약을 상용하면 마약 중독이 된다. 그 비율은 알코올 중독의 경우보다 발생률이 높을 것이고 결과도 중대할 것이다. 하지만 현재와 같이 술은 자유로이 살 수 있는 한편, 모르핀은 의료 분야에서조차 사용을 꺼리고 있는 것은 밸런스를 잃은 처사라고 생각된다.

법률적인 규제는 현재대로라도 좋으나, 모르핀을 비롯한 이 그룹 의약물이 매우 우수한 성질을 가졌고 실제로는 의료 분야에서 자주 사용되고 있다는 점, 더욱이 자주 더 사용되어야 할 것이라는 점을 일반 사람들도 인식해 주었으면 한다.

◆ 주사만으로 마취는 끝나지 않는다
─정맥 마취약과 흡입 마취약의 가려 쓰기

주사에 사용하는 마취약은 크게 나누어 두 종류가 있다. 하나는 모르핀 그룹의 것, 또 하나는 수면약 내지 트란퀼라이저(진정약) 종류이다. 수술실에서의 마취에 전자를 사용하는 빈도는 심장 수술 외에는 높지 않다. 법률이 엄한데도 굳이 마약을 쓰고 싶어 할 이유가 특별히 없기 때문이다.

보통의 마취는 후자의 약으로 우선 잠들게 한다. 이것을 마취의 '도입'이라고 부르기도 한다. 환자가 의식을 잃으면, 앞에서 말한 기관 내 삽관을 한 후에 흡입 마취로 옮겨간다. 소기와 할로테인, 엔플루란을 조합한 마취법이다. 왜 흡입 마취로 전환할까? 주사에서 사용하는 약을 계속해 갈 수는 없을까?

이유는 세 가지가 있다.

하나는 정맥 마취약은 작용의 개인차가 매우 크다는 점, 또 하나는 수술 시간이 길어지면 약을 추가할 필요가 있는데, 그렇게 하면 정맥 마취약은 작용이 끊어지기 어려워진다는 점이다. 정맥 마취약은 애당초 약의 작용 메커니즘으로서도 개인차가 큰 데다, 간장에서 대사되거나 신장으로부터 배설되어 나가는 물질이기 때문에 이 간장이나 신장의 활동의 개인차가 크게 작용하기 때문이다. 흡입 마취약에서는 '현재 어느 정도의 농도를 투여하고 있으므로, 신체 속의 레벨은 이 정도'라는 추정을 상당히 정확하게 할 수 있지만, 정맥 마취약의 경우는 이 추정이 시간의 경과와 더불어 곤란해진다.

마지막으로는 흡입 마취의 항목에서 설명했지만, 흡입 마취약은 호흡이라고 하는 강력한 처리 경로가 있는 데 대해, 정맥 마취약에서는 처리 능력이 한 자릿수 내지 두 자릿수나 낮다는 점이다. 따라서 수술이 끝나면 깨어나야 하는 일반 마취에서는 정맥 마취약을 계속하여 사용하지 않는다.

◆ 술꾼도 마취가 된다-하지만?

'술꾼에게는 마취가 듣지 않는다'는 말을 들은 적이 있을지 모르지만 이것은 틀린 말이다. 술을 좋아한다고 해서 수술 때 마취가 듣지 않아 곤란한 일은 절대로 없다. 옛날과는 달리 마취약의 종류도 늘었고, 작용도 강력해졌으며, 기술도 진보한 현재는 어떤 술꾼이라도 확실한 마취를 할 수 있다.

그렇다면 술과 마취는 전혀 관계가 없느냐고 하면 그렇지는 않다. 우선 일반적으로 정맥 마취약은 술꾼에게서 가벼운 내성을 볼 수 있다. 따라서 술꾼에게는 미취를 시작할 때 마취약이 약간 많이 필요하다. 그러나 중심이 되는 흡입 마취약의 작용과 술꾼인 것과는 관계가 그다지 없는 것 같다.

술꾼은 반대로 마취에 약한 면도 있다. 왜냐하면 술꾼은 간장을 다쳐 있는 일이 많으므로 약을 처리하는 능력이 낮기 때문이다. 첫째 수술 자체가 간장과 중요한 관계가 있다. 간장은 출혈을 방지하거나 상처를 치유하여 감염을 방지하는 데에 중요한 기관이므로, 간장이 나쁜 사람은 수술에서 출혈을 하기 쉽고, 시술 후에는 상처가 낫기 어려우며 폐렴 등의 합병증이 일어나기 쉽다.

술꾼이라도 술을 끊으면 간장의 기능은 어느 정도 회복된다. 수술 후에 괴로운 생각을 하고 싶지 않다면, 또 죽고 싶지 않다면 수술 전 1개월 동안은 술을 끊어야 한다.

◆ 티오펜탈-아직도 명맥을 유지하는 낡은 약

마취의 '도입'에 사용되는 정맥 마취약 중에서 사용 빈도가 높은 것은 티오펜탈이라는 약이다. 이것은 수면약의 일종인데 작용이 매우 빠르고, 주사 후 30초에 의식을 잃고, 5분 후에는 의식이 돌아온다. 그러므로 실제의 마취에서는 이 5분 이내에 흡입 마취로 전환한다.

티오펜탈이라는 것은 40년 이상이나 전에 개발된 낡은 약으로, 현재는 이보다 우수한 것이 많이 있지만 그 차가 작기 때문에 사용하기 익숙한 것이 전 세계에서 관습적으로 계속 사용되고 있다. 내가 의사가 되고 나서도 아마 10종류 이상의 '도입약'이 병원에서 시도되었고, 그런대로 좋은 약이었지만 결국은 티오펜탈로 되돌아가 버렸다.

티오펜탈에는 여러 가지 결점도 있다. 심장의 작용을 억제하기 때문에 심장이 나쁜 사람에게 사용하는 것이 위험한 점, 기도가 닫히기 쉬운 점, 호흡이 멎기 쉬운 점, 사용 직전에 가루를 녹여 주사약으로 만들어야 하는 점 등이다. 그러나 모두 마취 의사에게는 쉽게 극복할 수 있는 문제이므로, 이런 결점에도 불구하고 아직껏 사용하고 있다.

◆ 새로운 마취약 디아제팜

20년쯤 전에 디아제팜이라는 약이 개발되어, 현재까지 이와 비슷한 그룹의 우수한 수면약이 많이 만들어졌다. '벤조다이아제핀류'라고 불리는 것이다. 벤조다이아제핀은 작용이 강력하면서도 부드럽고, 각성이 상쾌하다고 하여 애용되고 있다. 화학 구조의 차이에 의해, 또 제조를 담당하는 회사에 따라서 여러 가지 이름이 붙여져 판매되고 있고, 그중의 일부는 일반인도 약국에서 살 수 있다.

벤조다이아제핀의 이점은 심장이나 호흡에 대한 작용이 적은 점이다. 따라서 노인이나 병이 있는 환자에게도 비교적 안전하게 사용할 수 있다. 결점은 두 가지가 있는데, 하나는 물에 잘 녹지 않고 주사약으로서 사용하기 힘든 점이다. 디아제팜은 이 그룹의 대표적인 것이지만, 특수한 용매에 녹여 주사를 가능하게 한 것이다. 다만 주사한 곳이 아프다는 결점은 남아 있다. 또 하나의 결점은 티오펜탈만큼 작용이 급속하지 않고 잠이 드는 데도 시간이 걸리며, 몇 시간이 지나도 작용이 약간 남는 점이다.

디아제팜을 비롯한 벤조다이아제핀류 약을 마취에서 사용하는 것은 앞으로 확실히 늘어날 것으로 예측된다. 특히 최근처럼 수술을 받는 환자의 나이가 높아지면, 티오펜탈과 같은 심장의 기능을 억제하는 약은 아무래도 위험을 수반한다. 그 때문에 주사로 아프지 않고 작용도 훨씬 짧은, 티오펜탈과 같은 감각으로 사용할 수 있는 벤조다이아제핀을 개발해 주었으면 한다.

◆ 흡입 마취와 정맥 마취의 메커니즘이 다른 증거

마취의 작용 메커니즘은 아직 충분히 알지 못하고 있으나, 흡입 마취약과 정맥 마취약이 전혀 다른 메커니즘으로 작용한다는 것은 단순한 사실로부터 추론할 수 있다.

흡입 마취약에서는, 동일 마취 레벨에서 뇌 조직에 있는 마취약의 분자 수가 같아진다는 것을 앞에서 설명했다.

그런데, 일반적으로 약이라는 것은 작용 부위나 메커니즘이 확실한 것은 소량으로 유효하고, 반대로 왠지 전체적으로 듣는 것은 많은 양이 필요하다. 흡입 마취약의 경우는 다른 여러 가지 약에 비교하여 아주 대량으로 필요하다. 이 점으로부터도 흡입 마취약은 뇌의 조직이나 뇌세포의 특정 부위, 특정 수용체에 작용하는 것이 아니라, 뇌 전체로 야금야금 물이 스며들

듯이 작용을 발휘하고 있는 것을 상상할 수 있다.

정맥 마취약에서는 전혀 다르다. 이를테면 티오펜탈의 분자 수를 측정하여 계산해 보면, 마취가 되는 데 필요한 분자 수는 흡입 마취약의 10분의 1 이하이다. 디아제팜에서는 100분의 1 이하이다. 마약의 펜타닐에 이르러서는 다시 한 자리수가 낮다. 전신 투여가 아닌 직접 뇌 조직에 작용케 할 만한 실험 조건으로 조사하면, 훨씬 적은 양으로 마취가 되는 것도 있다. 즉 정맥 마취약은 약에 따라 특성이 다르고, 흡입 마취약 정도는 아니라도 비교적 전체에 듣는 티오펜탈과 같은 것에서부터, 작용점이 명확한 펜타닐과 같은 것까지 폭넓고 다양한 물질의 집합인 것이다.

◆ 양의 차이에서 태어난 마취법
-모르핀의 대량 사용에 의한 마취

1960년경까지 모르핀은 마취에 사용되는 일이 극히 드물었다. '전 투약(前投藥)이라 하여, 수술 전에 가볍게 잠을 유도하는 목적으로는 사용했으나, 마취약으로는 작용이 약해서 사용할 수 없다고 생각되고 있었다.

1960년대 중엽에 심장에 인공판을 이식하는 수술이 시작되었다. 이 수술을 받는 환자는 중증인 '심장 판막증'으로, 그것도 심장의 근육이 약해진 '심부전' 상태에 있는 것이 적지 않다. 이 심부전 상태의 환자는 당시의 마취법으로는 도무지 마취를 잘할 수 없어, 여러 가지로 새로운 마취법이 모색되었다. '심부전' 상태의 환자에게 보통의 마취약을 사용하면, 심장과 혈관의 부작용이 강하고, 혈압이 내려가거나 심장의 상태가 나

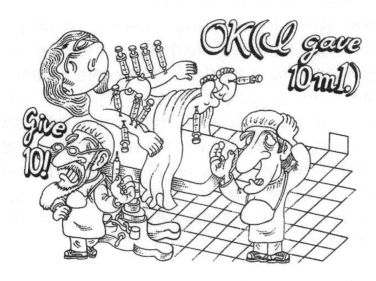

〈그림 3-2〉 양의 차이에서 태어난 모르핀의 대량 마취

빠지거나 한다. 그래서 마취약은 거의 사용하지 않고 뒤에서 말하는 근이완제(근육을 움직이지 않게 하는 약: 통증을 없애고 의식을 잃게 하는 작용은 없다)를 주로 사용하여 마취한 일도 있다.

 당시 모르핀은 10mg이 표준적인 사용량이었다. 모르핀은 호흡을 억제하는 작용이 있어, 이 이상을 사용하면 호흡을 하지 않게 될 위험이 있다. 그런데 하버드대학의 레버라는 사람이 이러한 기존의 도그마에 도전했다. '호흡은 산소를 주어서 인공호흡을 시키면 되지 않는가. 모르핀은 심장에는 좋은 영향이 있는 것 같다. 양을 증가시켜 보자'는 것이었다. 나는 당시 같은 교실에서 일하고 있었는데, 레버 선생이 '오늘은 모르핀을 30mg까지 늘려 보았다. 썩 좋았어'라고 말한 것을 기억하고 있다.

내가 일본으로 돌아온 지 얼마 후의 일이었다고 한다. 어느 날 공동 연구자인 로엔스틴 선생이 심장 수술의 마취를 시작하고 있다가, 함께 마취를 담당하고 있던 레지던트에게 "Give Ten(10을 넣게)" 하고 일렀다. 모르핀을 10mg 주사하라는 의미였다. 그런데 이 레지던트는 10mg이 아닌 10ml를 주사해 버렸다. 모르핀은 일본이나 미국에서도 1ml가 10mg이므로 10ml는 100mg이다. 즉, 예정의 10배를 주사한 것이다(그림 3-2).

의외로 환자는 아무렇지도 않았다. 도리어 꽤 양호한 마취 상태가 되었다. 당시 레버와 로엔스틴 두 사람은 동물을 사용하여 모르핀 연구를 계속하고 있었는데, 이 사건에 용기백배하여 마침내 모르핀을 100mg에서 200mg이나 사용하는 마취법을 완성했다. 현재도 사용되는 마약계 진통약을 사용하는 마취법의 창시였다.

레버 선생은 나의 은사 중 한 분이신데 작고하셨다. 매우 유감스러운 일이다. 로엔스틴 선생은 하버드대학 교수로 심장 마취를 담당하고 계셨다. 나는 직접 가르침을 받지 않았지만 선생의 연구 지도를 받은 분이 일본에도 많다.

◆ 펜타닐-어디까지 약을 증가시킬 수 있느냐는 경쟁

현재의 심장 수술 환자는 예전보다 더 중증인 경우가 많다. 그래서 더 우수한 마취법이 개발되었다. 펜타닐을 대량으로 사용하는 마취법이다.

모르핀은 아시다시피 겨자씨로부터 얻어지는 천연 물질인데, 펜타닐은 모르핀과 비슷한 화학 구조를 연구실에서 찾아내어 합성한 순수한 인공 물질이다. 물질로써는 '마약'으로 분류된다. 모르핀의 20분의 1 정도의 양으로 거의 같은 진통 작용을 지니며, 더욱이 모르핀보다 부작용이 더 약하다는 이점이 있다.

이 약도 처음에는 마취의 보조약으로 개발되었는데, 모르핀의 성공에 자극을 받은 의사가 펜타닐의 대량 사용을 시작했다. 펜타닐은 모르핀보다 작용이 빠르고 짧으며, 더욱이 혈압을 내리는 작용이 약하기 때문에 마취의 개시(도입)에는 매우 사용하기 쉽다.

이 약은 아무리 증가시켜도 심장에 나쁜 영향이 뚜렷이 나타나지 않는다. 증가할수록 마취 상태가 안정되는 경향도 있다. 한때는 '어디까지 증가할 수 있느냐' 하는 경쟁이 미국에서 일어났다. 모르핀과는 달리 특허가 있는 약으로 많이 사용되면 그만큼 제약 회사가 돈을 벌기 때문에 이렇게 대량 사용을 부추겼다는 소문도 있다.

현재는 극단적인 대량을 사용하더라도 이점이 없다는 것을 알고, 사용량이 줄어들고 있지만 그래도 꽤 대량인 것은 사실이다.

모르핀과 펜타닐은 심장 수술 내지 심장이 극도로 나쁜 사람의 수술에 사용된다. 이런 환자는 수술 후에도 얼마 동안은 안정을 유지하고 인공호흡을 계속하는 것이 바람직하기 때문에, 수술이 끝나면 곧 깨어나는 흡입 마취의 이점은 필요하지 않다.

◆ LSD를 닮은 이상한 약, 케타민

수면약이나 모르핀계의 마약과는 전혀 다른 한 무리의 마취약이 있다.

케타민이 대표적이다. 『아라비안나이트』에 나오는 하시시 (Hashish: 인도 대마)의 작용이 이것에 가깝다. 보통의 마취약 과는 반대로 환각제인 LSD(리제르그산다이에틸아마이드)와 같 이 뇌의 기능을 강하게 작용하는 것이 특징이다. 호흡이 약해 지지 않고, 기도도 비교적 양호하게 유지된다. 전신이 자극되어 아드레날린이 나오기 때문에 혈압이 올라가고 맥도 빨라진다. 이 점도 일반의 마취약과는 다르다.

주사를 맞은 사람을 곁에서 보고 있노라면, 반드시 '잠이 든' 것으로는 보이지 않는다. 눈알을 데굴데굴 굴리거나, 몸을 스멀 스멀 움직이거나 한다. 뇌의 기능이 일부에서는 억제되고, 일부 에서는 반대로 활발해진다는 의미에서 '해리성(解離性) 마취약' 이라는 이름으로 부르는 일도 있다.

뇌파로도 어느 정도 알 수 있지만 회복한 뒤에 물어보면, 색 채가 풍부한 꿈을 꾸었다고 한다. 다만 그다지 유쾌한 체험이 못 되는 일이 많고, 악몽에 시달린 상태에 가까웠던 모양으로 '그런 마취는 두 번 다시 받고 싶지 않다'고 말한다.

케타민은 큰 수술의 마취법에는 사용하지 않는다. 자극 작용 이 너무 강해서 수술의 자극과 맞지 않는 것이다. 다만 마취의 도입에는 안전하게 사용할 수 있다. 수술이 끝날 때까지는 악 몽을 잊어버리기 때문이다. 또 아이들에게는 왠지 즐거운 꿈이 되는 일이 많은 듯하며 사용 빈도도 적지 않다.

◆ 베이비시터와 수면약-미국 문명과 의학, 마취학

아픈 것을 의지력으로 참게 하거나, 또는 달래거나 하는 것 이 일본이 취하는 방법이라고 하면, 아픔을 약으로 억제해 버

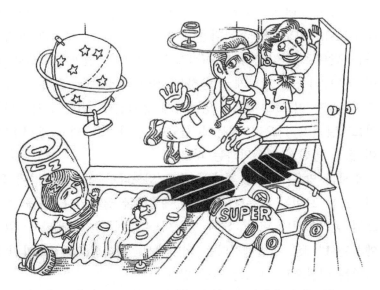

〈그림 3-3〉 아이들에게 수면약을 먹여놓고, 파티에 나가는 부모

리려는 것이 미국의 풍토이며, 미국의 의학적 사고방식일 수 있다. 마취라고 하는 일이 미국에서 개발되고 진보한 기초에는 그런 풍토가 강하게 관계되어 있다고 나는 생각하는데, 그것을 인식하게 하는 사실로서 이런 일이 있었다.

  미국에서는 아이를 집에 두고 부모가 외출하는 데는 우리만큼 구애를 받지 않는다. 베이비시터라고 일컫는 근처의 이웃 등에게 부탁하는 것은 잘 알려진 일이다.

  그런데 베이비시터가 너무 마음을 쓰지 않아도 되고 그저 감시만 하면 되도록 아이에게 수면약을 먹여놓고 부모가 외출하는 일이 있다고 한다. 이것은 1970년경에 내가 캘리포니아에 살고 있을 때 들은 얘기로, 과연 미국에서도 드문 일인 듯싶다. 또 미국에서도 특히 즉물적(卽物的)인 캘리포니아니까 일어날 수 있었던 일일 것이다. 미국이 하는 일을 많이 수입했던 일본이지만, 이것만은 수입하고 있지 않는 것은 참으로 다행한 일이라는 생각이 든다(그림 3-3).

◆ 스트롱 메디신-너무 강력했던 약

탈리도마이드에 의한 사건은 의료나 약에 관계된 것으로 잊어서는 안 될 큰 사건이다. 탈리도마이드는 1950년대 후반에 개발된 진정약인데, 입덧을 억제하는 작용이 강력하기 때문에 임신부가 복용했다가 기형아가 많이 태어났다. 당시는 '임신부가 먹는 약은 임신 동물로 실험하여, 안전을 확인할 필요가 있다'는 개념 자체가 의료 관계자에게 없었기 때문에 이런 비극을 낳았던 것이다.

탈리도마이드는 마취약은 아니지만 작용은 비교적 마취약에 가까운 것으로, 마침 내가 갓 의사가 된 무렵에 발생한 사건이기에 더 잊을 수가 없다. 덕분에 약물은 부작용, 특히 기형의 발생에 관해서 나는 웬만큼 신경질적이 되어 있다고 생각한다.

아더 헤일리(A. Hailey)의 『스트롱 메디신』이라는 소설은 약을 공부한 한 여성이 일류 제약회사에서 맹렬 사원으로 활약하여 마침내 톱으로 올라가는 기업 출세를 다룬 얘기인데, 여기에 탈리도마이드와 또 하나 몬텐이라는 가공적인 약이 등장한다. 후자는 탈리도마이드와 마찬가지로 입덧약으로 개발돼 탈리도마이드에서는 하지 않았던 태아의 동물 실험을 통해 안전성을 확인했는데도, 역시 인체에 사용했더니 장해가 발생했더라는 얘기이다.

이 자체는 소설이기 때문에 아무래도 상관이 없는 것 같지

만, 다만 임신부들이 임신 초기 단계에서 약을 복용하는 데는
많은 조심을 해야 한다. 보통의 경우라면 장해가 발생한 시점
에서 사용을 중지하면 회복되는 경우가 많지만, 임신에 관계된
문제에서는 개인의 문제로 해결이 곤란하기 때문이다.

제4장
남미 원주민의 교묘한 사냥

근육을 부드럽게 하는 약

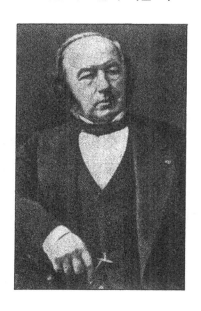

C. 베르나르(1813~1878). 19세기 중엽에 활약한 프랑스의 대생리학자. 마취 영역에서는 쿠라레(Curare)의 작용점이 신경과 근육의 접합부에 있다는 것을 증명했다

◆ 쿠라레-남미 원주민의 교묘한 사냥법

마취에서는 이른바 마취 외에 '근이완제'라 부르는 그룹의 약을 사용한다. 쿠라레가 그 대표적인 것이다. 이 쿠라레가 작용하면 근육의 수축이 일어나지 않게 된다. 그리고 근육이 매우 부드러워지고, 수술을 하기 쉬워지기 때문에 마취에 사용하는 것이다.

이 쿠라레는 콜럼버스의 아메리카 대륙 발견(1492) 이후 유럽에 소개된 약품이다. 원래는 남미의 원주민이 사냥에 사용하고 있었다. 이 약을 화살에 발라 동물에게 쏘면, 급소에 맞지 않더라도 동물은 곧 움직일 수 없게 된다. 약이 전신으로 퍼져 근육의 기능을 멈추어 버리기 때문이다. 더욱이 이 동물의 고기를 먹어도 인간은 아무렇지도 않다. 작용 물질 쿠라레는 소화관으로부터는 흡수되지 않기 때문이다.

독화살에는 여러 가지 종류가 알려져 있지만, 이 그룹의 약을 사용하고 있는 것은 이것이 유일한 예이다. 쿠라레는 17세기에 유럽으로 들어와 실험적으로 사용하게 되었다. 하지만 처음에는 아마 '놀이'나 '장난'에 사용되었을 것이라 생각된다. 의료에는 사용되지 않았다.

◆ 마취의 중요한 작용-근이완제로 근육을 부드럽게 한다

마취에서 왜 근이완제를 사용할까? 그것은 마취가 수술을 위해 사용되는 기술이기 때문이다. 이를테면, 위의 수술에는 뱃가죽과 근육을 잘라야 위에 도달한다. 피부는 메스로 자르는데 근육이 단단하면 뱃속의 조작이 곤란하다.

배의 근육을 부드럽게 하는 것이 근이완제다. 근이완제를 마

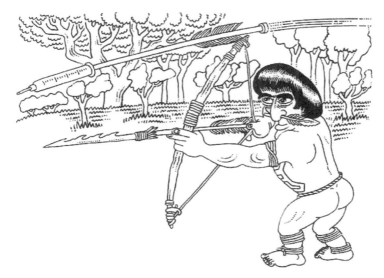

〈그림 4-1〉 쿠라레를 바른 독화살로 사냥을 하는 아마존의 원주민

취에 사용하게 된 것은 1940년경인데, 그 이전에는 마취를 깊게 함으로써 근육의 기능을 억제하고 부드럽게 하여 수술을 했는데, 그래도 근이완제를 사용하는 경우만큼 우수한 근육 이완은 얻어지지 않았다.

◆ 쿠라레가 작용하는 신체 부위–천재 베르나르의 실험

18세기가 되어 영국, 프랑스, 독일 등에서 과학이 융성해지고, 동물실험을 하게 되자 쿠라레는 동물 실험용으로 사용되었다. 당시는 현재처럼 우수한 마취약은 아무것도 알려져 있지 않았기 때문에, 실험 중에 동물이 난폭하게 굴거나 도망치는 것을 막는 데에 마취약을 쓸 수 없었지만 쿠라레는 이미 존재하고 있었다.

19세기 중엽이 되어 프랑스의 C. 베르나르라는 학자가 이 쿠라레에 흥미를 가졌다.

참고로 이 베르나르는 지금의 '생리학'을 수립한 위대한 학자로, 질병의 연구라기보다는 신체의 메커니즘을 여러 가지로 연구하고 있다. 췌장으로부터 훌륭한 소화액이 분비되고 있다는 것을 발견하기도 했고, 간장에 글리코겐이라는 물질이 존재하여 먹이로 섭취한 당분을 저장하고 있는 것을 발견하기도 했고, 적혈구가 산소를 운반할 때에 일산화탄소가 존재하면 산소가 결합할 수 없게 되어 죽음에 이른다고 결론짓기도 했다. 모두 현대 의학의 기초가 되는 중요한 업적이다.

한편, 당시 상세한 메커니즘은 잘 알 수 없어도 근육이 움직이는 데는 신경으로부터 신호가 전달되어 온다는 것을 충분히 알고 있었다. L. A 갈바니(1737~1798)가 전기로 개구리의 신경을 자극하여 근육의 수축을 관찰한 것이 18세기 말의 일이었기 때문이다. 그런데 베르나르는 쿠라레가 작용하는 부위가 신경인지 근육인지, 아니면 신경과 근육의 접점인지를 확인하려고 시도했다. 그리하여 간단한 실험으로 그 작용점이 접점('신경근 접합부'라고 한다)인 것을 증명했다.

베르나르의 실험은 감탄할 만큼 단순하고 아름다운 실험이므로 설명해 두기로 하자.

개구리의 넓적다리 근육을 벌려 양쪽의 좌골 신경을 노출시킨다. 좌골 신경이라고 하는 것은 넓적다리 후면에 있고, 다리의 거의 전체를 지배하고 있는 신경이다. 그리고 한쪽 다리를 이 밑에서 고무로 감아 혈류를 멎게 해버린다. 가령 오른쪽 다리의 혈류를 멈추었다고 하자. 왼쪽 다리는 피가 통하게 둔다.

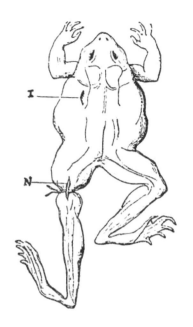

N점에서 하지를 결박한다. 혈류는 멎지만 신경은 손상되지 않을 정도로 한다. I점에 쿠라레를 주사한 다음 개구리의 신경을 전기로 자극하면 N점의 아래만 반응한다

〈그림 4-2〉 베르나르의 실험 스케치

　이렇게 한 다음 쿠라레를 주사한다. 약효가 들 때쯤 해서 좌골 신경을 자극하면 왼쪽 다리는 아무 반응도 일으키지 않는다. 쿠라레가 효험을 나타내어 마비되었기 때문이다. 그러나 근육을 직접 전기로 자극하면 수축이 일어난다. 이것으로 우선 쿠라레는 근육을 마비시키는 것이 아니라는 것이 판명되었다. 나머지 가능성은 신경이거나 신경근 접합부 두 가지다.

　다음에는 오른쪽 좌골 신경을 자극하면 발끝이 자극에 반응한다. 이것으로 신경도 마비되어 있지 않다는 것을 알 수 있다. 그런데 고무 윗쪽 근육은 신경 자극에 반응하지 않는다. 신경도 근육도 마비되지 않았는데도 반응이 일어나지 않는 것은 신경과 근육의 접점이 마비되었기 때문이라는 결론이 나온다.

신경과 근육 사이에는 갭이 있어 그 사이가 아세틸콜린이라는 물질로 중개되어 있고 쿠라레가 이 아세틸콜린의 작용을 멈추게 하는데, 이것이 판명된 것은 1930년경의 일이다. 베르나르는 놀랄 만큼 간단한 실험과 명쾌한 이론으로 그 작용을 80년이나 전에 예언했던 것이다.

◆ 사람에게 사용-노(老) 마취 의사가 말하는 '마취의 혁명'

쿠라레는 동물 실험에는 이미 오랫동안 사용되고 있었으나 실제 의료에는 좀처럼 사용되지 않았다. 이것은 당연하다고 할 수 있을 것이다. 어쨌든 근육이 움직이지 않게 되므로 호흡이 멎을 가능성이 크다. 인공호흡을 잘할 수 있게 된 것은 20세기 중엽의 일이다.

쿠라레를 의료에 처음으로 도입한 것은 실은 마취 분야가 아니다. 의외로 정신과 분야이다. 현재도 하고 있는 일이지만 정신병의 치료로 머리에 전기를 흘린다. '전기 충격'이라고 부르는 치료법이다. 이 전기 충격 때는 전신에 강한 경련이 일어나기 때문에 때로 골절이 발생했다. 그래서 이 경련을 완화시키고 골절을 방지하기 위해 쿠라레를 사용하고 있었다. 1938년의 일이었다. 이 성공을 보고 곧이어 마취 의사가 마취에 도입했다.

일본에 근이완제가 들어온 것은 1945년에 미국과의 전쟁에서 패한 후의 일이다. 일본에서는 마취 전문 의사가 전후에 탄생했기 때문에, 모두가 처음부터 이 근이완제를 알고 있었다.

벌써 오래전의 일이지만, 미국에서 당시 80살 가까운 노 마취 의사에게 '당신의 마취 역사에서 가장 큰 사건은 무엇이였

습니까?' 하고 물어본 적이 있다. 그는 1920년대부터 마취를 전문으로 하고 있던 사람인데, 미국의 마취는 그만큼이나 긴 역사를 갖고 있다. 그의 대답은 '두말할 것도 없이 근이완제입니다'였다. 근이완제의 마취 응용은 그만큼 큰 사건이었던 것 같다.

◆ 스스로 쿠라레를 주사한 용감한 이야기

지금은 쿠라레가 신경과 근육의 결합부에서 작용할 뿐, 뇌에 대한 작용은 거의 없다는 것이 판명되어 있다. 하지만 '거의'지 '전혀'라고는 할 수 없다. 그것은 쿠라레가 일단 뇌로 들어가면 작용이 있기 때문이다. 도무지 들어가기 어렵기 때문에 보통은 작용이 없지만, 사람에 따라서는 약간 들어가는 일이 있다.

그런데, 쿠라레를 사용하기 시작했을 무렵, 물론 베르나르의 실험이 알려져 있기는 했지만, 쿠라레가 뇌에도 작용하는 것인지 작용하지 않는 것인지가 논의되었다. 베르나르의 실험은 '쿠라레는 뇌에 작용하지 않는다'는 것을 증명한 것은 아니었기 때문이다. 1940년 당시의 수준으로는, 뇌파는 아직 간단하게 찍을 수 없었고, 찍었다고 해도 해석이 곤란했을 것이다.

그래서 스미스라는 마취 의사가 스스로 도전했다. 친구에게 인공호흡을 부탁하고, 자신에게 쿠라레를 주사하여 의식이 없어지는지 어떤지를 확인했던 것이다. 결과는 물론 '노(No)'로, 쿠라레는 근육을 움직이지 않게는 하지만 마취 작용(의식을 없애는 작용)은 없다는 것을 확인했다.

의학의 역사를 살펴보면 약을 자신에게 주사해 보았다거나, 기계를 자신의 몸에 사용해 보았거나, 세균을 자신에게 감염시켜 보았다거나 하는, 자기 자신을 실험대로 하는 예를 흔히 볼 수 있다. 이 쿠라레 이야기는 논문으로 일류 잡지에 발표되었기 때문에, 현재도 읽어 보면 당시의 상태를 생생하게 느낄 수 있는 귀중한 에피소드이다.

◆ 발견을 모르고 넘겨 버린 이야기
-또 하나의 근이완제 숙시닐콜린

여기서 나는 쿠라레에 대한 여러 가지 설명을 했지만, 현재 쿠라레(정확한 화학명은 d-Tubocurarine)는 그다지 사용하지 않는다. 쿠라레는 천연 물질인데 이것과 유사한 작용을 가진 합성 약물 판큐로늄 쪽이 부작용이 적기 때문에 이 약물을 더 많이 사용한다. 일본에서는 1970년경부터 그렇게 되었다.

그런데 근이완제에는 또 하나 숙시닐콜린이라는 물질이 있어 이것도 매우 잘 사용된다. 특히 마취의 시작(도입)에서 기관 내 삽관을 하기 쉽게 하는 데에 사용한다. 숙시닐콜린을 마취에 사용하게 된 것은 1950년경으로, 그 직전에 이탈리아의 학자 D. 보베가 이 작용을 발견한 것을 마취 의사가 임상에 사용하기 시작한 것이다.

이 숙시닐콜린은 그보다 훨씬 전인 1905년에 합성되어 작용이 검토되었다. 그런데도 근이완제로서의 작용은 알려지지 않고 있었다. 당시는 자율신경계의 연구가 활발하여, 다카디아스타아제로 유명한 일본의 다카미네 조키치(高峯讓吉)가 아드레날린을 발견한 것도 이 무렵이다. 숙시닐콜린은 유명한 아세틸콜린과 화학 구조가 아주 비슷하기 때문에 연구 대상이 됐고, 합성되어 그 작용이 검토되었던 것이다.

　그러나 당시의 연구자가 찾던 작용은 자율신경에 대한 작용이었다. 즉 맥박이 느려지거나 빨라지거나, 혈압이 올라갔다 내려갔다 하는 작용을 찾고 있었다. 숙시닐콜린에는 이런 종류의 작용이 거의 없다. 더욱이 쿠라레를 미리 투여하여 신경근 접합부를 마취시켜둔 동물로 실험했기 때문에, 이렇게도 명확한 근이완제로서의 작용을 모르고 넘겨 버렸던 것이다.

　과학의 역사를 살펴보면 중대한 발견을 직전에서 놓쳐 버린 아쉬운 예가 많이 있는데, 이것도 그런 예의 하나이다. 덕분에 숙시닐콜린은 사용이 시작된 시점부터 특허가 끊어져 보급이 빨랐다.

◆ 숙시닐콜린을 사용한 범죄

　숙시닐콜린은 작용이 짧은 약으로 정맥에 주사한 지 20초면 작용이 나타나고 5분 정도면 작용이 끊어진다.

　숙시닐콜린이라는 것은, 콜린이라는 물질 두 개와 숙시닐산(호박산)이 결합한 것으로 화학적으로는 숙시닐 'd'콜린이다. 여기서 'd'라고 하는 것은 '두 개'를 말하는 것으로, 콜린 분자 두 개가 있다는 것을 나타낸다. 즉, 숙시닐콜린은 호박산 1분자와 콜린 2분자로 이루어져 있다. 그리고 혈액 속에는 이 숙시닐 'd'콜린을 분해하는 강력한 효소가 있기 때문에 작용이 짧다. 이 점도 숙시닐콜린의 별난 점으로서, 약은 보통 간장에서 분해되거나 신장에서 배설되는 것이 일반적인데, 숙시닐콜린처럼 혈액에서 직접 분해되는 것은 드문 예이다.

　여기까지 공부한 사람은 "숙시닐콜린으로 살인을 하면 모를 것이다"라고 생각할 것이다. 분해효소의 작용은 피해자가 죽은 뒤에도 계속되며, 최종 분해 산물인 호박산도 콜린도 본래 신체 속에 있는 물질이므로 숙시닐콜린으로부터 생긴 것인지 아닌지를 판별할 수 없기 때문이다. '그런 추리 소설을 쓴다면…' 하고 생각하는 사람도 있다. 이것은 숙시닐콜린에 관한 것을 배운 학생이나 레지던트가 지금도 나타내는 반응이다.

벌써 오래전 일이지만, 미국의 플로리다주에서 이것을 실행한 의사가 있었다. 부인인지 애인인지에게 숙시닐콜린을 주사하여 증거를 남기지 않는 살인을 시도했던 것이다.

그러나 그의 기대에 반해, 숙시닐콜린 주사의 증거가 남았다. 숙시닐콜린은 호박산과 두 개의 콜린으로 분해되기 전에, 콜린이 하나만 떨어져 나가 '숙시닐모노콜린'이라는 물질이 된다. '모노(Mono)'라는 것은 '한 개'라는 말로 콜린 한 개와 호박산이 결합한 물질이라는 뜻이다. 이 숙시닐모노콜린에는 근이완 작용이 거의 없다. 그러나 숙시닐모노콜린은 천연으로는 존재하지 않는 물질로, 이것이 있으면 숙시닐콜린에서 파괴된 것이라고 결론지을 수 있다. 숙시닐콜린의 사용이 의심되어 찾아보니 뇌 조직으로부터 미량의 숙시닐콜린이 검출되었다. 혈액 속에서는 석시닐모노콜린도 다시 호박산과 콜린으로 파괴되는데, 뇌 조직에서는 이 변화가 느려 이것을 전문가가 알아차린 것이다.

어정쩡한 지식을 범죄에 이용했다가 실패한 예이지만 상황을 잘 연구했더라면 성공했을지도 모를 일이다.

◆ 쿠라레의 증상을 닮은 병-근무력증

쿠라레를 투여한 것과 증상이 아주 비슷한 병이 있다. '근무력증(筋無方症)'이라 불리는 병이다. 근력이 저하하는 병인데, 특히 한 번의 운동이라면 비교적 잘할 수 있는 데 반해 반복 운동은 하지 못하는 특징이 있다.

이러한 특징은 근이완제를 소량으로 주사했을 때에도 볼 수 있다.

신경에서 근육으로 자극을 전달할 때는 전기가 아닌 아세틸콜린이라는 물질을 전달 물질로 사용하고 있다. 즉 뇌로부터 "근육을 작용시켜라"라는 명령이 오면 그것이 신경을 통해 근육 가까이에 있는 신경 말단에 도달하고, 여기에서 아세틸콜린을 만든다. 이 아세틸콜린이 근육에 도달하면 근육이 수축한다. 근이완제는 근육 쪽에서 아세틸콜린을 받아들이는 부분('수용체'라고 한다)의 성질을 바꾸어 버리므로 아세틸콜린이 많이 오지 않으면 반응하지 않게 만든다. 자극이 반복되면 아세틸콜린의 방출량이 감소하기 때문에 자극의 전달이 잘 안되게 된다.

근무력증은 증상이 쿠라레 주사와 닮았을 뿐만 아니라 쿠라레의 작용을 지워버리는 물질을 투여하면 근무력증의 증상도 좋아지기 때문에, 그 점에서도 유사하다. 이 유추로부터 체내에 쿠라레 모양의 물질이 생겨 근무력증이 일어나는 것이 아닐까 하고 생각한 시대도 있었지만, 현재는 이것이 잘못된 생각이라는 것이 판명되었다. 오히려 신체의 면역 메커니즘의 이상에 의해 근육의 성질이 변화하고, 수용체의 기능이 나빠짐으로써 발생하는 병인 것 같다.

근육의 수축 메커니즘은 아직 완전히 판명되지 않았다. 근이완제의 작용도 실은 분명하지 않은 부분이 많이 남아 있다.

◆ 복 중독-테트로도톡신의 작용

해마다 가을부터 겨울에 걸쳐 복을 먹는 계절이 되면, 중독 기사가 신문을 떠들썩하게 한다.

복 중독은 호흡 마비가 중요한 증상이므로, 어쩐지 쿠라레 등과 닮은 듯이 느껴지지만 사실은 꽤나 다르다.

복 중독의 원인은 복어가 갖고 있는 테트로도톡신이라는 독소에 기인한다. 근이완제는 베르나르가 밝혔듯이 신경과 근육의 접점(신경근 접합부)에 작용하는데 테트로도톡신은 신경 자체에 작용한다. 그것은 중추신경과 말초신경, 또 자율신경에도 작용한다.

복어를 먹을 때 '저려진다'는 말을 하는데, 이것은 근육이 움직여지지 않는 마비뿐만 아니라 감각 쪽의 마비, 즉 '짜릿짜릿하게 느껴진다'고 하는 요소도 있다. 거짓말인지 정말인지는 모르지만 복어에 정통한 사람은 '혀가 조금 저릴 정도가 제일 맛이 있다'고 한다. 복 중독이 운동신경(뇌로부터 근육으로 가는 신경)뿐만 아니라 지각신경(피부나 감각기로부터 뇌로 향하는 신경)에도 작용한다는 것을 가리키고 있다. 복 중독은 자율신경도 장해하기 때문에 혈압이 내려가기도 한다.

중증의 복 중독에서는 뇌에 증상이 나타나 의식을 잃는다. 또 테트로도톡신은 직접 심장에 작용하여 기능을 나쁘게 하는 요소도 있다. 심장의 자극 전달계는 신경과 성질이 흡사하여 신경에 작용하는 약은 여기에서도 작용하는 경우가 많다. 테트로도톡신의 작용을 받을 가능성을 충분히 생각할 수 있다.

현재로는 테트로도톡신을 신속하게 분해할 만한 약은 알려져 있지 않다. 그러나 테트로도톡신은 신경의 작용은 억제하지만,

〈표 4-1〉 쿠라레의 작용과 복 중독의 비교

	쿠라레	복 중독
호흡	하지 못한다	하지 못한다
손발	움직이지 않는다	움직이지 않는다
통증	느낀다	둔해진다
이상한 감각	없다	있다
의식	정상	없어진다
심장	정상	기능이 나빠진다
치료	인공호흡	인공호흡, 강심약
작용을 지우는 약	있다	없다

영속적으로 신경을 파괴하는 일은 없다고 한다. 그러므로 복 중독은 인공호흡을 시켜 집중 치료가 가능한 병원으로 빨리 데 리고 가면 살릴 수 있고, 아무런 장해도 남기지 않고 치유될 가능성이 크다.

제5장

'근심으로 식사가 목에 넘어가지 않는다'는 것은?

교감신경의 기능

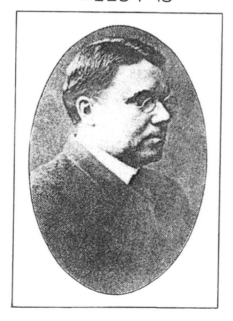

W. B 캐넌(1871~1945). 20세기 초부터 전반에 걸쳐 활약한 미국의 생리학자. '교감신경계는 위급한 때의 투쟁이나 회피를 위한 활동을 관장하는 계이다'라는 사고방식을 확립했다.

◆ 근심으로 식사가 목에 넘어가지 않는다

무언가 몹시 흥분하거나 근심이 있을 경우에 식욕이 나지 않는 일이 있다. 위가 나쁜 것도 아니고, 전번 식사로부터 시간도 지나서 충분히 공복일 텐데도 식욕이 생기지 않는 경험은 누구나 해봤을 것이다. 이것은 단순히 '마음 탓'이 아니라 더 과학적인 근거가 있는 반응이다.

구체적으로 말하면, 이런 상황에서는 소화관의 기능이 나빠진다. 또 한편에서는 혈액 속의 당분 레벨이 높아지기도 한다. 소화관의 기능이 나빠지면 식욕이 나지 않는다. 또 혈액에 당이 많으면 뇌의 식욕중추는 그것을 이제 막 식사를 한 것으로 인식해 버린다. 따라서 배가 고프지 않는 것이다.

비슷한 일이지만, '흥분하여 잠이 오지 않는다'는 현상이 있다. 걱정거리가 있으면 잠이 오지 않고, 재미있는 얘기를 나누거나 흥미로운 텔레비전 프로를 보거나 하면 잠을 잘 수 없게 될 것이다. 나는 조거(Jogger)인데 아침마다 하는 조깅 대신, 자기 전에 달리기를 하면 달리는 방법에 따라 흥분하여 잠을 못 자게 되는 일을 경험하고 있다.

이런 반응은 주로 '교감신경계'의 반응이다. 교감신경계가 흥분하면 소화관의 혈류가 적어지고 기능이 억제된다. 한편에서는 간장의 글리코겐이 포도당으로 분해되어 혈당치가 높아진다. 교감신경계의 활동성이 높으면 수면도 장해를 받는 것이다.

◆ 교감신경계의 작용은 '투쟁'에 필요

교감신경이라고 하는 것은 전신에 둘러놓은 신경의 일부인데, 통증을 느끼거나 근육을 움직이거나 하는 보통의 신경과는

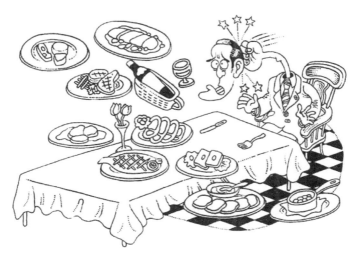

〈그림 5-1〉 흥분하거나 근심이 있으면 식욕이 나지 않는다

다른 계통이다. 해부학적으로도 약간 다른 곳을 통과하고 있어, 말하자면 보통의 전화선과는 다른 계통의 경찰 전화 같은 것이다.

그렇다면 교감신경계의 기능이란 어떤 것일까? '살기 위한 기본적인 행위', 즉 식사, 배설, 수면 등에는 교감신경계의 활동이 그다지 필요하지 않다. 수면 중에는 교감신경의 기능이 강하게 억제되고 있다.

우리가 무엇인가 적극적으로 행동할 때, 내면에서 갈등을 일으킬 때, 익숙하지 못한 장면에서 긴장할 때, 위험에 부딪혀 이것과 싸우거나 반대로 도망칠 때 등에 교감신경이 작용한다. 성행위 때도 그것이 일종의 운동인 것을 포함하여 교감신경이 강하게 흥분한다. 교감신경계가 흥분하면, 부신과 신경 말단으로부터 아드레날린과 노르아드레날린이 나온다.

신체는 이것에 어떻게 반응할까? '긴장으로 가슴이 두근거린다'는 표현이 있듯이, 맥박이 빨라지고 혈압이 올라가며, 호흡도 깊고 빨라진다. 동공도 커진다. 한편, 우선 필요가 없는 기능, 즉 소화관이나 신장의 기능은 저하된다. 식욕이나 성욕이 없어질 뿐만 아니라 소변도 나오지 않게 된다. '식사도 잊고 일에 몰두한다'는 것도 같은 것이다. 또 흥분하거나 근심거리가 있으면 성행위가 안 되는 것도 마찬가지다.

아드레날린이 나오는 방법이 극단적이면, 혈압이 지나치게 올라가 뇌내출혈이 일어나거나 협심증이 된다. 텔레비전을 보다가 흥분하여 심장 발작을 일으키는 것이 이 작용이다. 경우에 따라서는 폐에 피가 너무 모여서 '폐수종(肺水腫)'이 되기도 한다. 모두 교감신경이 과도하게 흥분한 때에 발생한다.

◆ 근이완제만으로 수술이 가능한가?
-교감신경계를 억제하는 것이 마취의 중요한 일

수술은 아프기 때문에 마취가 필요한데, 그렇다면 아픔을 참을 수 있으면 마취가 없어도 수술이 가능할까? 참는 힘이 강한 사람이 참는다고 하면, 마취 없이도 수술이 가능할까? 난폭해지는 것이 곤란하다면 근이완제를 투여하여 움직이지 못하게 할 수가 있다. 그러나 이런 일은 도의적으로 허용될 수 없을 뿐더러, 신체에도 나쁘다.

그렇다. 강한 통증을 억지로 참는 것은 신체에 매우 나쁘다. 앞에서 말했듯이 강한 통증에서는 아드레날린이 나오는데, 그것이 극단적이면 뇌내출혈이나 협심증이 되거나, 쇼크나 폐수종이 일어난다.

교감신경계는 상위 중추가 간뇌의 시상하부에 있고, 이것으로부터 연수를 통해 척수로 뻗어 있다. 척수로 드나드는 교감신경의 섬유는, 등뼈의 양쪽에서 '교감신경간'이라는 특수한 구조물을 만들고 있다.

교감신경의 흥분이 부신의 수질로 전달되면, 여기에서부터 아드레날린이 나온다. 이 밖에 각 신경의 말단으로부터도 직접 아드레날린 또는 노르아드레날린이 나온다.

간뇌 바로 밑에는 하수체(뇌하수체)가 있어 이것이 갑상선, 부신, 성선, 신장, 췌장의 내분비 기관의 기능을 통합하고 있다.

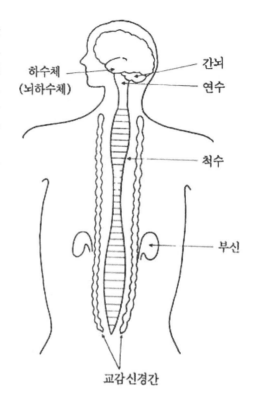

〈그림 5-2〉 교감신경계

1960년대에 영국 북부의 의사들이 소기와 쿠라레 등의 근이완제만으로 마취하는 방법을 고안했다. 이 방법이 확립된 도시의 이름을 따서 '리버풀법(Liverpool은 그 유명한 비틀스의 도시)'이라고도 불렸다. 어쨌든 마취약은 조금밖에 사용하지 않기 때문에 깊은 마취에 수반되는 트러블이 없어 한때 환영을 받았다. 나도 꽤나 시도해 보았다. 그래도 확실히 마취가 걸린다. 근이완제로 사용하는 쿠라레에 교감신경계를 억제하는 작용이 조금은 있기 때문일 것이다.

　그러나 이 방법은 결국 폐기되었다. 교감신경계를 억제하는 힘이 너무 약하기 때문에 수술 중에 혈압이 지나치게 올라가거나 폐수종이 일어나고, 수술 후에는 반대로 혈압이 내려가 시달리는 일이 많았기 때문이다. 또 교감신경계의 흥분은 체력을 소모하기 때문에 이 마취로는 환자의 수술 후 회복이 늦어지는 것 같았다.

　마취는 그저 통증을 없애고, 의식을 없애는 것만이 아니다. 교감신경계를 억제하여 수술에 대한 환자의 과도한 반응을 컨트롤하지 않으면 안 된다. 교감신경계를 억제하는 것은 마취의 중요한 측면인 것이다.

◆ 교감신경계와 마취

-마취약이 교감신경계의 반응을 억제하는 두 가지 패턴

　전신 마취약의 가장 중요한 역할은 교감신경계의 반응을 억제하는 것인데, 이 방법에는 두 가지가 있다. 하나는 마취가 의식을 억제하거나 호흡 중추의 활동을 억제하는 것과 마찬가지로, 교감신경계 전체를 억제하는 것이다. 티오펜탈, 할로테인, 엔플루란 등의 전신 마취약은 이런 작용을 지니고 있다. 근이완제인 쿠라레에도 약하지만 이 작용이 있다.

　또 하나, 마취약 자체는 교감신경계를 오히려 흥분시키지만, 외부 자극에는 반응할 수 없게 만들어 버리는 그룹의 약이 있다. 소기에는 약하지만 이런 작용이 있고, 지금은 사용하지 않게 된 에테르나 사이클로프로페인은 이 무리의 대표적인 약이었다. 정맥 마취약으로서 독특한 성질을 갖는 케타민도 이 무리이고 모르핀에도 이런 작용이 있다.

다만, 이러한 전신 마취약의 작용은 어느 것이라 한들 충분하지는 않다. 그래서 마취를 할 때 마취약뿐만 아니라, 교감신경계를 특이적으로 억제하는 약물을 조합하여 사용하는 일도 적지 않다.

◆ 경막 외 마취의 뜻
-교감신경의 기능을 억제하는 교묘한 방법

현재 큰 수술을 대상으로 한 경우의 표준적인 마취법은 전신 마취와 경막 외 마취를 조합한다. 경막 외 마취(硬膜外痲醉)라고 하는 것은 척수 가까이에 가느다란 플라스틱 관을 넣고, 여기에서부터 약물을 주사하여 척수나 거기로 드나드는 신경의 기능을 마비시키는 방법이다.

경막 외 마취 자체는 뇌에 거의 작용이 없다. 그러나 두 가지 경로로 교감신경계를 강력히 억제해 준다. 하나는 척수 레벨에서 신경의 기능을 끊는 일로 수술의 자극이 뇌에 도달하는 것을 억제해 버리는 것이고, 또 하나는 뇌가 흥분하더라도 그 흥분이 척수에서 교감신경계를 통해 말초 기관에까지 전달되는 경로를 차단해 버리기 때문에, 전신 반응이 일어나지 않는 상태로 만드는 두 가지 메커니즘을 조합하여 교감신경계를 억제한다.

일본의 쇼와 일왕의 개복 수술에 이 경막 외 마취가 적용되어 화제가 되었다. 경막 외 마취의 이점은 이 밖에도 수술 후의 진통에 응용한다는 중요한 의미도 있지만 무엇보다도 수술 중 교감신경계의 자극과 반응을 억제하고, 이것에 의해 부작용이 염려되는 전신 마취약이나 근이완제의 사용량을 적게 유지하는 것이 목적이며 이점이다.

경막 외 마취를 받은 환자는, 통상 전신 마취를 받은 환자보다 시술 후가 안정적이다. 그 이유는 전신 마취에서는 교감신경계의 억제가 충분하지 않기 때문에 체력이 소모된다. 말하자면, 수술 동안 마라톤을 달리고 있는 상태라고 하면 알기 쉬울 것이다. 한편, 약의 부작용으로 영양 보급 등은 저하된 상태로 억제되어 있다. 이것에 비해 경막 외 마취로 교감신경을 억제한 상황은 조용히 잠을 자고 있는 상태에 가깝다. 어느 쪽이 회복이 빠를 것인지는 비교할 필요도 없을 만큼 명백하다.

경막 외 마취는 통증을 제거함으로써 전신 마취의 약물량을 적게 하고, 근 이완을 유도함으로써 근이완제의 양도 줄인다. 시술 후 진통에 사용할 수 있는 점도 중요하다. 게다가 교감신경을 억제하는 강력한 작용도 지니고 있다.

◆ 협심증을 일으키는 교감신경의 흥분

협심증(決心症)이라는 병이 있다. 이것은 심장의 근육[심근(心筋)이라고 한다]에 산소와 영양을 보내는 혈관[관동맥(冠動脈)이라는 이름이 붙여져 있다]이 가늘어져서 피의 흐름이 나빠지고, 가슴이 아파지는 병이다. 이 병은 심장에 과도한 부담이 걸렸을 때에 증상이 일어난다. 혈관이 가늘어도 심장의 움직임이 조용하면 필요한 산소나 영양을 충당할 수 있지만, 심장이 과도하게 활동하여 산소를 많이 요구하면 이 수요에 응하지 못한다.

운동과 교감신경계의 흥분이 협심증의 2대 증상 발생의 원인이다. 운동은 말할 나위도 없지만, 교감신경계의 흥분도 혈압이 올라가고 맥박이 빨라지며 심장이 많은 에너지를 사용하게 된다. 젊고 건강한 혈관이라면 쉽게 대응할 수 있을 만한 수요에 대해서도, 이미 가늘어진 심장의 혈관은 산소의 공급을 늘릴 수가 없다. 수요 공급의 밸런스가 무너진 심장의 근육은 적자 가계와도 같은 것으로, 빚을 빌어 쓰는 살림이 이윽고 파탄을 불러온다. 협심증도 그러한 파탄의 하나이지만, 더 운이 나쁘면 중증의 부정맥이 일어나 그대로 심장이 멎어 버릴지도 모른다.

　최근에는 이 협심증에 대해 혈관을 넓혀주는 수술을 한다. 심장의 바이패스 수술이다. 정확하게는 관동맥 바이패스 수술이라 불러야 할 것으로, 가늘어진 본래의 혈관 대신 신체의 다른 혈관을 여기에 접속하여 다른 길을 터서 피의 흐름을 좋게 하는, 글자 그대로 '바이패스(Bypass)' 수술이다. 이것은 수술도 쉽지 않지만 마취에도 신경을 쓴다. 마취를 잘못하면 수술이 시작되기 전에 심장이 멎어 버리고, 혹은 그렇게는 되지 않더라도 수술 후의 심장 기능에 영향을 주기 때문이다.

◆ 교감신경의 완전 차단에 수반되는 문제

　마취에서는 교감신경계의 활동을 억제할 필요가 있는데, 정말 억제해 버려도 되는 것일까? 실은 이것으로 복잡한 문제를 낳게 된다.

　출혈 문제를 생각해 보자. 교감신경계가 정상으로 기능하고 있는 상태에서는, 출혈이 일어나면 '피가 모자라다'라는 것을 감지하고 교감신경계가 작동하여, 혈관이 수축하여 혈압을 유지한다. 맥박이 빨라지고 심장의 고동도 세져 심장의 박출량(拍出量: 심장이 한 번 수축할 때마다 뿜어내는 혈액량을 '심장박출량(心臟拍出量)이라고 하며, 어른이 안정된 상태에서 4~5ℓ

정도이다)도 유지된다.

교감신경이 억제되어 있으면 출혈 때에 이런 반응이 일어나질 않는다. 출혈을 하더라도 혈관이 수축하지 않기 때문에 금방 혈압이 내려간다. 심장이 세게 수축하지 않기 때문에, 심장박출량도 저하하고 혈압도 내려간다.

반응을 환자에게 맡겨 둘 수가 없다. 출혈을 하면 늦지 않게 수혈해야 한다. 그런 만큼 마취 의사에게는 고도의 관찰과 대응이 요구된다. 아니 그뿐만이 아니다. 애당초 출혈을 하지 않게 수술해 주지 않으면 곤란하다. 그러기 위해서는 외과 의사도 그러한 문제를 인식할 필요가 있다. 또 그만한 기술도 요구된다.

이것이 의학의 진보, 의료의 진보인 것이다. 옛날에는 할 수 없었던 면밀한 수술을 장시간에 걸쳐 할 수 있게 된 것도, 이와 같은 기본적인 사고방식의 전환과 그것을 떠받치는 약이나 방법이 개발되었기 때문이다.

현재의 마취는 이와 같이 적극적으로 정보를 포착하고, 이것에 대응해 나가는 추세에 있다. 그러므로 옛날과 비교하면 해야 할 일이 많아 큰일이다. 하지만 그렇기 때문에 흥미진진한 일인 것이다.

◆ 교감신경계와 부신피질, 그 밖의 계와의 관계

제5장을 통해 나는 '교감신경계'라는 말을 사용했다. 엄밀하게 말하면 이것은 인체의 기능을 너무 간략화한 것이다. 여기에서 쓴 것이 잘못은 아니지만, 자극에 대한 신체의 반응에는 교감신경계 외에 부신피질계도 작용한다. 그것도 글루코코르티

코이드(당질코르티코이드)계와 또 신장과 부신피질의 미네랄로 코르티코이드(광질코르티코이드=전해질 호르몬)로 짜인 계 등이 큰 역할을 하고 있다.

또, 그들 전부를 감시하면서 통제하는 것으로서, 뇌하수체나 그 근처에 있는 뇌간(腦幹)의 시상하부 등도 중요하다. 교감신경계는 신경이기 때문에 빠른 반응을 담당하고 부신피질, 신장, 뇌하수체 등의 계는 호르몬에 의해 정보를 주고받기 때문에 느리고 차분한 반응을 담당하고 있다.

신체의 반응계로서 '교감신경계'를 강조하는 사고방식은 1930년경에 미국의 W. B. 캐넌이라는 학자가 확립한 것으로, 당시로부터 지금까지 참신하고 옳은 것으로 받아들여졌고 현재는 더욱 확대되어 있다. 관계되는 물질도 아드레날린이나 노르아드레날린뿐만 아니라, 스테로이드나 레닌-안지오텐신계의 물질, 나아가서는 현재 스타 격인 프로스타글란딘 등 많은 종류에 이르고 있다. 여기에서는 일반이 알기 쉽게 확립된 간단한 사고방식을 써서 설명했다.

스트레스에 대한 반응으로 교감신경만을 생각하는 것은 케케묵은 이론이지만, '마취의 포인트는 자극에 대한 반응을 단절하는 일이다'라는 것은 오히려 새로운 사고방식이다. '수술은 스트레스다'라는 생각이 일반에게는 보급되어 있지 않으며, '마취의 포인트는 교감신경을 단절하는 일이다'라고 하는 것도 일반 의사는 물론, 마취 의사 자신도 모르는 사람이 적지 않다. 여러 나라의 경막 외 마취가 일본만큼 활발하지 않은 것과, '소기+쿠라레'만으로 마취하는 방법이 시도되는 것 등이 그 증거의 하나이다.

제6장
가장 중요한 가스는 산소

마취로 산소가 부족하게 되는 문제

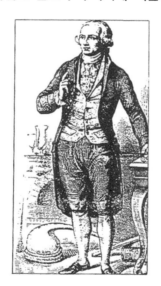

A. L. 라부아지에(1743~1794). 18세기 후반 프랑스의 화학자. 물질로서의 산소와 화학 반응에서의 산소의 역할을 발견하여 현대 화학의 창시자가 되었다.

◆ 가장 중요한 가스는?-선배에게 속은 얘기

내가 의학부를 졸업한 1961년경에는, 졸업 후부터 국가시험을 치르는 동안 '인턴(Intern)'이라는 실습 기간을 1년간 거쳐야 했다. 그 인턴으로 마취 실습을 돌고 있을 때의 일이다.

한 선배가 내게 "이봐, 마취에서 가장 중요한 가스가 뭐라고 생각해?" 하고 물었다. 그때 분위기로 보아 뭔가 함정이 있는 질문이라는 생각은 들었지만 정직하게 "소기지요" 하고 대답했다. 흡입 마취의 설명에서 말했듯이, 전신 마취의 99%까지는 소기를 60~70% 투여한다. 그런데 이 대답에 대해 선배는 얼씨구, 걸려들었구나 하듯이 "아니야, 가장 중요한 건 산소야" 하고 말했다.

함정에 빠져든 것은 좀 괘씸했지만, 문답 자체는 확실히 좋은 데를 찌르고 있기에, '과연 그렇군' 하고 생각했던 일을 기억하고 있다.

그러나 이 문답에는 그때의 의도나 인상보다 훨씬 중대한 의미가 있다는 것이 그 후에 차츰 판명되었다. 마취 때에 어떻게 하여 신체로 산소를 넣어 보낼 것인가는 결코 간단한 문제가 아니다. 학회나 연구지의 레벨에서도 소기에 대한 관심보다 산소에 대한 관심이 훨씬 높고 연구도 활발하게 이루어지고 있다. 나 자신도 폐나 혈액 문제를 통해 산소에 관한 것을 공부하게 되었다.

◆ 20%의 산소로는 위험!

같은 인턴 때의 일이다. 이번에는 내가 선배에게 질문했다. "우리는 공기 속에 20%(정확하게는 21%)밖에 없는 산소를 흡

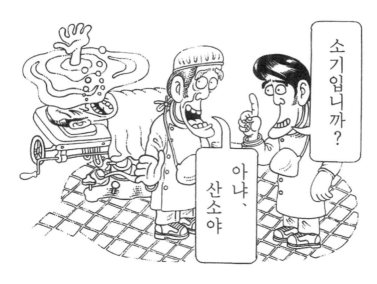

〈그림 6-1〉 마취에 가장 중요한 가스는?

입하며 무사히 살고 있는데 마취 중에 30%나 40%를 투여하는 것은 왜죠?" 하는 의문이었다. 마취 때 소기의 농도는 기껏 70%이고, 80%까지 높이는 일은 우선 절대로 하지 않는다. 그 때의 자질구레한 문답은 잊어버렸지만, 어쨌든 만족할 만할 해답을 얻지 못하여 불만스러워했던 일을 기억한다.

지금에 와서 돌이켜보면, 당시의 선배가 따지기 좋아하는 젊은이를 납득시키지 못한 것은 무리가 아니었다. 이 문제에 대해 1961년 당시에는 아직 그 이유를 모르고 있었다. 마취에 소기를 사용하거나, 에테르나 클로로포름으로 마취를 하게 되었다고는 하지만 그것이 정말로 행해지게 된 것은 20세기의 일이다. 소기에는 이른 시점에서부터 산소를 혼합하게 되었지만, 에테르나 클로로포름은 공기에 섞고 있었다. 에테르나 클로로포름은 수 % 정도의 농도로도 마취력이 있기 때문에 특별히 산소를 보태지 않아도 된다고 생각했었기 때문이다.

그러나 수많은 환자를 마취해 가는 동안에, 산소 농도를 공기와 같은 정도로 유지하는 건 아무래도 좋지 않았다. 소기라면 산소를 30% 정도 혼합하고, 에테르나 클로로포름에서도 공기에 산소를 조금 보태는 것이 좋을 것 같다는 것을 경험적으로 알게 되었다.

'경험적'이라고 하는 것은, 엄격한 측정에 바탕 하거나 명확한 통계로 증거를 잡은 것이 아니라 어쩐지 환자의 상태가 좋은 것 같다, 갑자기 심장이 멎는 일이 적은 것 같다(당시의 마취에서는 심장이 흔히 멎었다)는 것이다. 뒤에서 설명하듯이 혈액에 산소가 부족하게 되면 '청색병(Zyanose)'이라는 현상이 일어나는데, 에테르 마취 때도 에테르를 공기와 섞기보다는 산소를 조금 보태는 편이 청색병도 적다.

◆ 왜 20%의 산소로는 부족한가?
-마취 상태에서는 폐의 기능이 바뀐다

나는 이 인턴을 마친 후에 마취를 전공하고 얼마 후 보스턴의 병원에서 연수를 시작했는데, 다행히도 이 산소의 문제가 해명되는 현장을 보게 되었다. 당시 혈액의 산소를 측정하는 장치가 개발되어 이 문제에 대한 응용이 시작되고 있었기 때문이다. 신개발 장치를 사용하여 혈액의 산소를 측정해 본즉, 마취 중, 특히 수술 때에는 폐 기능이 매우 약화되어 있어 공기와 같은 농도의 산소를 흡입해서는 혈액의 산소가 부족하다는 것이 판명되었다. 30%나 40%의 산소를 흡입시키면 상태가 좋다는 것은 경험적으로 알고 있었는데, 이유는 30%나 40%의 산소를 흡입했을 때에 겨우 혈액의 산소 레벨이 정상이 되기 때문이다.

"왜냐?"고 하는 문제는 뒤로 미루고, 그전에 어떤 수술이 문제인가를 얘기하기로 한다. 폐 수술처럼 가슴을 벌려 직접 폐를 만지작거리면 폐의 기능이 나빠질지도 모른다는 것은 쉽게 상상할 수 있다. 이것은 맞는 말이다.

그런데 의외로 폐뿐만 아니라 복부 수술, 즉 위암이나 담석 수술에서, 더 일반적으로 말하면 '상복부' 수술에서 폐의 기능이 아주 나빠진다. 물론 복부 수술에서는 근이완제를 사용하기 때문에 호흡을 할 수 없게 된다. 따라서 인공호흡을 하는데, 인공호흡을 충분히 해도 폐의 상태가 반드시 개선되는 건 아니다.

한편, 같은 마취라도 하복부 수술(직장이나 자궁 등의 수술)에서는 폐의 기능이 양호하고, 손발이나 머리 수술이면 더욱 양호하다는 것이 판명되었다. 동시에 수술과는 관계없이 '마취하는 일 자체'에도 폐의 기능을 나쁘게 하는 효과가 약간 있다는 것도 알려졌다. 하기야 이 시점에서는 그런 '사실을 알았다'는 것일 뿐, 메커니즘까지 판명되지는 않았다.

메커니즘은 몰라도 대응은 가능하다. 이미 실시하고 있던 산소를 여분으로 더 흡입시키는 방법을 좀 더 질서 있게, 계통적으로 하면 된다. 이리하여 마취 중에 산소 부족으로 일어나는 사고를 확실히 막을 수 있게 되었다.

◆ 왜 수술 중의 폐는 잘 기능하지 않는가?-I

수술할 때 폐의 기능이 나빠지는 것은 어째서일까?

　결론부터 말하면 폐의 일부가 짜부라져 버리기 때문이다. 폐가 짜부라지면 그 부분에 흐르는 혈액이 산소를 취할 수 없게 된다. 산소를 취하지 않은 채로 폐를 통과하기 때문에, 동맥의 혈액은 산소 레벨이 낮아진다. 이것에는 몇 가지 요소가 조합되어 있는데 반듯하게 누워 자는 일, 기관 내 삽관, 마취약의 작용, 수술에 의한 폐의 압박의 네 가지이다. '반듯이 눕는 것이 폐 활동에 나쁘다'는 것은 의외이지만 사실이다. 그때까지 폐의 연구는 대개 서거나, 앉거나 하는 상태에서 하고 있었기 때문에 알려지지 않았었는데, 신체가 세로로 되어 있으면 중력 때문에 간장이나 위가 아래로 처진다. 횡격막도 잡아당겨져 처지기 때문에, 흉곽의 용적이 넓어지고 폐가 크게 팽창한다. 짜부라진 부분이 전혀 없어져서 폐가 양호한 상태에서 활동할 수 있다.

　그런데 반듯하게 드러누우면 간장이나 위의 무게가 횡격막에 걸려 이것이 흉곽의 용적을 작게 만들기 때문에 폐의 일부가 짜부라진다. 이렇게 알고 보면 과연, 큰 동물은 반듯하게 드러누워서 자지 않는다. 물에 사는 포유동물이라는 것은, 엎드려 자는 것이 자연스런 체위이고, 잘 때도 엎드려 자거나 아니면 모로 누워 잔다. 인간도 씨름꾼처럼 배가 크면 반듯이 자기가 곤란하여 모로 누워 잔다. 이것은 뱃속의 무거운 기관이 횡격막을 압박하여 폐를 짜부라지게 하여, 호흡 곤란의 초래를 방지하기 위해서이다.

　두 번째는 마취에 사용하는 기관 내 삽관이 관계하고 있다. 우리의 성대(聲帶)는 숨을 들이마실 때는 넓게 열리고, 뱉어낼 때는 약간 좁아진다. 이것에 의해 평균적인 폐의 용적을 크게

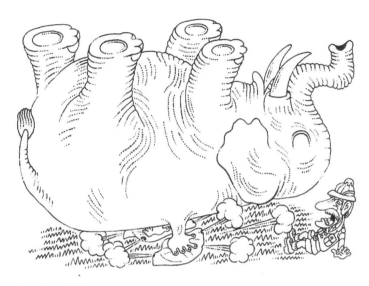

〈그림 6-2〉'반듯하게 드러누우면, 폐가 짜부라져서 괴롭단 말이야'

유지하고 있다. 그런데 마취 때에 기관 내 삽관을 해 버리면 이런 효과가 없어진다. 그래서 흉곽도 폐도 작아지고, 폐의 일부가 짜부라지기 쉬워진다.

◆ 왜 수술 중의 폐는 잘 기능하지 않는가?-II

세 번째는 마취의 작용이다. 마취약은 근이완제만큼은 아니지만 역시 근육의 기능을 억제한다. 그래서 흉벽이나 횡격막의 긴장이 느슨해져서 흉곽의 전후 지름이 작아지고, 동시에 횡격막이 머리 쪽으로 이동한다. 흉곽의 용적이 줄어 폐가 짜부라지는 힘이 된다.

네 번째는 수술의 영향이다. 수술을 하기 위해서는 장기의 일부를 곁으로 젖혀 놓아야 한다. 위나 담낭 등 상복부 수술의 경우 방해가 되는 것은 간장이다. 그 간장을 위로, 즉 횡격막을 향해 밀어붙이기 때문에 점점 더 폐가 짜부라진다.

이 네 가지 문제 중에서 어느 것이 어느 정도로 중요한지는 확실하지 않다. 게다가 이 밖에도 문제가 있다. 요컨대 마취 중에는, 특히 복부 수술을 받을 때는 흉곽의 용적이 극단적으로 작아져서 폐가 '작게 오므라든 상태'가 되고, 일부가 짜부라져 버린다.

다만 현재는 여러 가지 연구로 이런 문제에 어느 정도 대응할 수 있게 되었다. 하나는, 폐나 호흡 문제 자체를 연구하여 기능을 양호하게 유지할 수 있게 노력하고 있으며, 또 하나는 폐의 기능이 나빠도 괜찮게 혈액의 산소 레벨을 항상 체크하여, 투여하는 산소량을 필요한 양까지 높여가는 것이다.

◆ 무기폐는 수술 중에도 할 수 있다

본래는 부드럽게 팽창해 있을 터인 폐의 일부가 오므라들어, 짜부라진 상태가 되어 버리는 일이 있다. 의사는 이것을 '무기폐(無氣肺)'라고 부른다. 무기폐는 수술 후에 발생하기 쉬운 귀찮은 합병증의 하나인데, 한창 수술 중일 때에도 흔히 발생한다. 가슴 수술이나 상복부 수술에서는 가벼운 무기폐가 반드시 일어나며 완전히 방지하는 것은 불가능하다.

무기폐가 일어나는 메커니즘은 크게 두 가지로 나뉜다. 하나는 기관지가 막혀 그 앞의 가스가 흡수되어 일어나는 것, 또 하나는 폐가 외부로부터 압박되어 일어나는 것이다. 이 가운데 후자에서 일어나는 경우는 장소가 두 군데 있다.

하나는 중력의 방향에서 보아 아래로 되어 있는 폐, 즉 반듯하게 드러누워 있으면 등 쪽의 폐이다. 폐라는 것은 크게 팽창 해 있으면 그 자체의 탄력으로 탱탱하게 되어 있지만, 어느 용 적 이하가 되면 탄력이 없어져 축 처져 맨 아랫부분이 윗쪽의 폐에 눌려 짜부라지기 때문이다. 또 하나는 횡격막과 접촉해 있 는 부분이 압박을 받는다. 이것은 뱃속의 간장이나 위장의 무게 가 걸리거나, 수술 때 여기에 힘이 걸리거나 하기 때문이다.

앞에서 말했듯이 마취 때는 흉곽의 용적이 여러 가지 메커니 즘으로 감소하기 때문에 무기폐가 발생하기 쉬워진다. 또 기관 지의 분비물을 기침에 의해 뱉어내기가 곤란하기 때문에, 이것 에 의해서도 무기폐가 발생한다.

노인의 폐에서는 이 '폐가 짜부라진다'는 문제가 특히 심각하 다. 낡은 고무풍선은 탄력이 없어져서 그다지 작게 오므라들지 못한다. 마찬가지로 노인의 폐는 시들어 있어 흉곽이 약간 작 아졌을 뿐 탄력을 잃어 탱탱해지지 않고, 윗쪽 폐의 무게가 아 래쪽 폐를 눌러 짜부라뜨려 버린다.

◆ '청색병'-산소 부족 증상

혈액의 산소 부족 증상 중 '청색병(치아노제)'이 있다. 이것은 피부, 특히 입술이나 손톱처럼 혈액의 색깔이 잘 보이는 부분 이 자줏빛으로 보이는 상태이다. 혈액은 산소를 듬뿍 포함하고 있으면 선홍색이지만, 산소가 없는 혈액은 자줏빛이다. 그래서 산소가 부족하면 입술처럼 혈관이 피부에 가까운 부위가 자줏 빛이 된다. 참고로 말하면, 청색병은 피부가 창백한 것과는 다 르다. 창백하다는 것은 오히려 핏기가 없는 상태로, 피가 묽거 나 혈관에 혈액이 없는 것이지만, 청색병 쪽은 혈액은 충분하지만 그 혈액의 산소가 부족한 상태이다.

청색병은 산소 부족을 의미하는 경우가 대부분이다. 극히 드물게 산소는 충분히 있으면서도 피가 검게 보이는 병도 있지만, 보통 피가 검은 것은 혈액의 산소가 부족하기 때문이다.

반대로 산소 부족이 반드시 청색병으로 발견되느냐고 하면 그렇지는 않다. 첫째, 청색병은 산소 부족이 꽤나 심해져서야 비로소 일어난다. 게다가 아기나 젊은 여성처럼 피부가 얇고 피의 흐름이 좋으면 청색병이 발견되기 쉽지만, 노인처럼 피부가 두꺼워지고 피의 흐름이 나빠지면 청색병은 발견되지 않는다. 피부의 색깔도 중요한 요소로 흑인에게서는 청색병의 검출이 불가능한데, 일본인도 해수욕 후에 피부 색깔이 검게 탄 경우 등에는 발견하기 어렵다.

◆ 젊은이의 심장과 노인의 심장-산소 부족에 대한 반응의 차이

여기서 문제로 삼고 있는 산소 부족은 동맥의 피에 산소가 부족한 상태이다. 동맥혈의 산소 부족은 신체의 여러 부분에 직접 장해를 미치지만, 가벼운 산소 부족의 경우 심장이 특히 중요하다. 심장에 산소가 부족하면, 심장이 주기적으로 하고 있는 심장을 수축시키는 페이스메이커의 기능이 나빠져 맥박이 느려지고, 심장 내부에서의 자극 전달이 나빠져 부정맥이나 블록(장해)이 발생한다. '부정맥'이란, 맥박이 바른 리듬을 나타내지 않는 것으로 필요 이상의 수축이 들어가는 경우가 많고, 블록이라는 것은 심장 속에서 흥분이 잘 전달되지 않는 상태로 맥박의 '결체(缺滯: 심장 기능의 장해로 인해 맥박이 불규칙해지거나 끊어지는 증세)'가 일어나는 상태이다. 산소 부족에서는

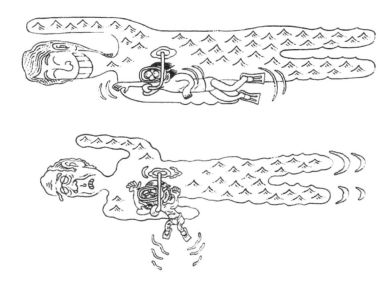

〈그림 6-3〉 산소 부족은 젊은이와 늙은이에게서 어떻게 다를까?

심근 자체의 수축도 나빠져 심부전이 되고, 한편에서는 혈관이 확장되기 때문에 혈압이 내려간다.

혈액의 산소 레벨이 내려가면 신체에는 두 가지 반응이 일어난다. 하나는 심장이 필요 이상으로 버텨내려고 한다. 산소가 적은 혈액에서도 그 혈액을 많이 운반하면, 결과적으로 충분한 산소를 운반할 수 있기 때문이다. 젊고 튼튼한 심장이라면 이것이 가능하다. 하지만 병든 심장이나 고령자의 심장은 이 대응이 불가능하다. 무리하게 반응하려 하면 파탄을 가져온다. 중년이나 노령인 사람이 조깅에서 쓰러지는 것은, 여력이 없는 심장을 무리하게 활동시키려다 부정맥이나 협심증이 일어나기 때문이다.

또 하나는 혈류가 흐르는 방향이 바뀌어서 꼭 필요한 뇌나 심장 자체로의 산소 운반을 우선 확보한다. 그 대신 긴급도가 낮은 소화관, 신장, 근육 등이 희생된다. 높은 산에 올라갔을 때 식사를 할 수 없게 되거나 설사를 하는 일이 있는데, 이것은 산소 부족으로 간장을 포함하여 소화기의 기능이 나빠지기 때문이다. 또 신장의 기능도 나빠져서 부종이 생기는 일도 있다.

이것으로 알 수 있듯이 마취 방법이 나쁘면 수술 후의 식욕이나 상처가 낫는 데도 영향이 있다. 또 심장이 필요 이상으로 활동할 수 있느냐, 없느냐는 것도 수술 후의 경과에 관계된다. 나는 단순히 젊은 사람이니 노인이니 하고 말했지만, 젊어도 신체를 쓰지 않는 사람이나 건강을 돌보지 않는 사람에게서는 반응이 '노인적'이고, 나이는 많아도 신체를 단련하고 있는 노인은 '젊은 사람'과 같은 반응이 일어날 수 있다.

◆ '표면장력'이 신체에서 작용하고 있다
-폐를 팽창시키는 중요한 물질

표면장력(表面張力)이라고 하면, 말로는 알고 있어도 비눗방울이나, 고작 비누의 작용과 관련되고 있을 뿐 신체와는 관계가 없다고 생각할 것이다. 사실은 그렇지가 않고, 이 표면장력이 폐에서 중요한 기능을 하고 있다는 것을 얘기하겠다.

기관(氣管)은 차츰 가지가 갈라져 나가, 마지막에 폐의 최소 단위인 '폐포(肺胞: 허파 꽈리)'라는 주머니가 된다. 이 폐포는 지름 약 100마이크론(0.1mm)의 크기로 그것이 1,000만 개~1억 개가 있다. 폐포의 표면은 얼핏 생각하면 수분으로 덮여 있을 것 같다. 한데 그렇지가 않다. 폐포 표면이 물로 덮여 있어서는 곤란하다.

폐포의 표면이 물 분자로 덮여 있다고 하면, 폐포의 표면에는 당연히 강한 표면장력이 작용한다. 표면장력이 뚜렷한 힘으로 눈에 두드러지는 것은 액체와 기체의 경계면이다. 물방울이나 수은 방울이 둥글어지는 것은 물이나 수은은 이 표면장력이 굉장히 강하기 때문인데, '표면적을 작게 하는 방향으로 작용한다'는 것이 표면장력의 기본 성질이다. 폐포의 경우도 이 표면장력은 폐포를 작게 하는 방향으로 작용한다. 그러므로 폐포의 표면이 물로 덮여 있으면 곤란하다.

그런데 곤란한 이유는 두 가지가 있다. 하나는 물의 표면장력이 너무 큰 점이다. 표면장력이 크기 때문에 폐포를 '열어놓은 상태'로 유지할 수가 없다. 강한 표면장력에 대항하여 폐포를 열어 두는 데는 폐포 바깥쪽에 폐포를 열게 하는 힘, 즉 폐의 조직 쪽이나 흉강에 강한 음압(陰壓: 물체의 내부 압력이 외부보다 낮은 상태)이 필요하다.

◆ 고무풍선과 비눗방울의 차이

또 하나는 표면장력이 갖는 별난 성질에 의한 것이다. 그것을 위해서는 아무래도 표면장력의 상세한 성질을 설명할 필요가 있다.

표면장력의 경우, 장력 자체는 표면을 늘어나게 해도 증가하지 않는다. 이것은 고무나 용수철과는 전혀 다른 성질이다. 고무나 용수철은 힘을 주어 길게 늘어뜨리면 고무 자체, 용수철 자체의 대항하는 힘, 즉 '장력'이 증가하여 가한 힘과 평형을 이룬다. 그러나 표면장력의 경우는 늘어뜨려도 장력은 증가하지 않는다. 이것도 표면장력의 기본적인 성질이다.

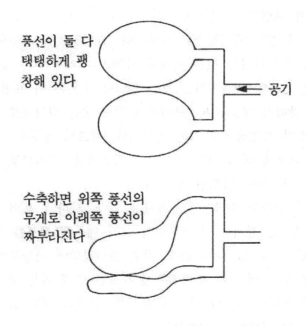

풍선이 둘 다
탱탱하게 팽
창해 있다

← 공기

수축하면 위쪽 풍선의
무게로 아래쪽 풍선이
짜부라진다

〈그림 6-4〉 폐가 수축하면 아래쪽이 짜부라진다

 부푼 풍선이나 비눗방울과 같은 구면에서의 힘의 관계를 생각해 보자. 안팎의 압력의 차가 구면을 확장하는 힘이 되고, 장력이 구면을 수축하는 힘이 된다. 양자가 평형을 이룬 데서 구는 안정된 상태로 팽창해 있을 수가 있는 것이다.

 구의 경우 평형 상태에서의 장력은 반지름과 안팎의 압력 차의 곱에 비례한다는 관계가 있다. 외압이 대기압이라면, 반지름과 내압의 곱이 장력에 비례한다. 이 관계 자체는 막이 고무에서든, 비눗물에서든 성립한다. 즉 풍선도, 비눗방울도 같다.

 고무풍선을 부풀리면 고무는 늘어난 만큼 장력이 증가한다. 같게 만들어진 풍선이라면, 크게 부푼 풍선의 내압은 작은 풍선의 내압보다 반드시 높아진다. 크게 부푼 풍선의 고무의 장력은 작은 풍선의 장력보다 크다.

그런데, 표면장력의 경우는 장력이 항상 일정하다. 따라서 평형 상태에서는 큰 비눗방울의 내압이 작은 비눗방울의 내압보다 낮다. 풍선과는 완전히 반대다.

비눗방울에 주둥이를 달아 이 주둥이에 압력을 지속적으로 걸어 준다고 하자. 이 압력을 내압보다 약간 높게 유지하면, 압력의 차에 의해 공기가 들어간다. 공기가 들어가면 비눗방울은 더욱 커진다. 그런데 커지면 내압은 더욱 내려가 버린다. 그래서 더욱 공기가 들어간다. 이리하여 비눗방울은 자꾸만 커져서 마침내 파열한다.

반대로 비눗방울의 바람 주둥이 압력이 내압보다 약간 낮으면, 압력 차는 먼저와 반대이므로 공기가 나간다. 비눗방울은 더욱 작아진다. 비눗방울의 내압은 더욱 올라간다. 다시 공기가 나간다. 이리하여 비눗방울은 자꾸 작아지고 마침내는 짜부라지고 만다(그림 6-4).

즉, 비눗방울이라는 것은 구로서 완전히 닫혀 있으면 안정되지만, 한끝을 열어 버리면 그곳의 압력을 아무리 조정해도 팽창한 상태로 안정시킬 수가 없다.

◆ 비눗방울은 두 개를 잇지 못한다

비눗방울 두 개를 관으로 이으면, 이 성질 때문에 복잡한 일이 생긴다. 풍선은 두 개를 연결할 수 있지만, 비눗방울 두 개를 관으로 연결할 수는 없다. 풍선 두 개를 연결하면 내압이 높은 큰 풍선에서 내압이 낮은 작은 풍선으로 공기가 흘러가

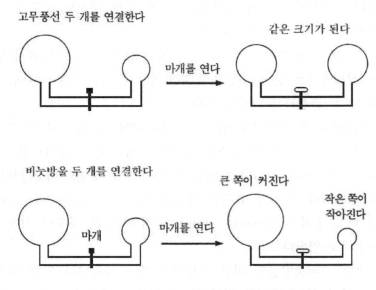

〈그림 6-5〉 풍선과 비눗방울의 표면장력의 차이

같은 압력이 되어 안정된다. 재질이 같다면 대체로 같은 크기
가 될 것이다. 그런데 비눗방울의 경우는 내압이 높은 작은 비
눗방울로부터, 내압이 낮은 큰 방울 쪽으로 공기가 흘러가 버
린다. 따라서 큰 비눗방울은 점점 더 커지고, 작은 비눗방울은
점점 더 작아져 버린다(그림 6-5).

폐포가 만일 비눗방울과 같은 성질을 갖고 있다면 극단적인
말로 1000만 개의 폐포 중 한 개만이 크게 팽창하여 남고, 나
머지는 시들어져 버리게 된다. 이런 폐로는 도무지 아무 쓸모
가 없을 것 같다.

◆ 폐포의 표면 활성 물질의 특수한 성질

물론 현실의 폐에서 이런 괴상한 일은 일어나지 않는다. 그것을 방해하는 물질이 존재하기 때문이다. 폐포 표면에는 특수한 물질이 있어 두 가지 역할을 하고 있다. 하나는 표면장력 자체를 작은 수치로 유지한다. 약한 흉강의 음압으로 폐포가 팽창해 있을 수 있다.

또 하나의 역할은, 폐포 표면의 장력을 일정하지 않게, 오히려 고무처럼 '늘어나면 장력이 증가하는' 성질을 부여한다. 이것에 의해 병렬로 존재하는 폐포가 다수 안정하게 존재할 수 있다.

물의 표면장력은 매우 강하기 때문에 비눗방울처럼 부풀게 하는 것은 불가능하지만, 이것에 비누를 녹여 장력을 낮추면 팽창하여 비눗방울이 만들어진다. 그러나 비눗방울은 풍선과 달라서 장시간 팽창한 채로 있지 못한다. 표면장력이 일정해서는 안 된다. '팽창하면 장력이 증가한다'는 성질이 없으면 안정된 상태가 되지 않는다.

폐포 표면에 있는 이 물질은 '디팔미토일포스파티딜콜린'이라는 인지질이 첨가된 단백질인데, 보통은 화학 용어를 본받아 '표면 활성 물질' 또는 '계면(界面) 활성 물질'이라 부르고 있다. 그러나 비누와 같은 보통의 표면 활성 물질은 아니다.

비눗방울과 풍선은 얼핏 보기에는 비슷한 현상으로 보이지만, 양자 사이에는 이와 같이 큰 차이가 있다.

이것은 전혀 상관없는 여담이지만, 내가 1988년 5월에 뉴욕의 컬럼비아대학에 객원 교수로 초빙되었을 때의 일이다. 졸업식에 참석했더니, 졸업하는 여학생은 손에 풍선을 가지고, 남학생은 비눗방울을 날리면서 입장했다. 물론 전혀 우연한 일이었 겠지만 폐의 문제를 생각하며 재미있게 느꼈던 일이 있다.

◆ 빛을 보지 못했던 천재, 폰 네르가르드

폐의 표면장력 연구의 역사에는 실로 흥미로운 에피소드가 있다. 폐의 표면장력이 미숙아의 폐 질환에 중대한 관련이 있 다는 것이 판명된 것은 1950년대 말 가까이의 일인데 그보다 30년이나 전인, 대체로 생물에서의 표면장력에 아무도 관심을 보이지 않았던 1920년대 말께, 스위스의 폰 네르가르드라는 학자가 '폐에서는 표면장력이 큰 역할을 하고 있다'는 것에 관 하여 상세한 연구를 발표했다.

그 연구는 현재의 수준으로 보아도 훌륭한 이론과 실험인데, 폰 네르가르드는 단지 이론을 세우고 실험을 했을 뿐만 아니 라, 자신의 연구에 매우 중대한 의미가 있다는 것을 명확히 인 식하고 있었던 흔적이 있다. 그러나 이 폰 네르가르드의 연구 논문은 너무도 획기적이어서 당시의 학문 수준으로부터는 동떨 어져 있었다. 그 때문에 사람들에게는 이해를 받지 못했다. 폰 네르가르드는 실의 속에 이 연구에서 손을 떼고 전혀 다른 영 역에서 활동하게 되었고, 두 번 다시 폐의 연구에는 흥미를 갖 지 않았다고 한다.

◆ 표면장력을 내리는 물질이 부족한 병
−미숙아 호흡곤란증후군

신체 속에서 특수한 물질이 필요할 때, 그 물질이 부족하면 병이 생긴다. 폐의 표면 활성 물질은 출생 직전의 단시간에 폐포의 표면에 만들어진다. 미숙아로서 출생해 버리면 이 표면 활성 물질이 부족하게 된다.

표면 활성 물질이 부족한 폐는 무기폐가 되기 쉽고, 또 호흡하는 데에 큰 에너지가 필요하다. 그래서 호흡 곤란이나 청색병이 일어난다. 미숙아 호흡곤란증후군이라고 불리는 병이 이것이다.

이 병은 1950년경까지는 전혀 정체불명의 병이었다. 그 후 메커니즘이 판명되어 물질이 포착되고 산소의 투여, 가압 호흡의 개발, 스테로이드호르몬의 사용 등 치료법의 개발이 진보하여 지금은 본체를 매우 잘 알고 있고 치료도 가능한 병이 되었다. 인공의 표면 활성 물질을 투여하는 연구도 실험적이기는 하지만, 아기를 대상으로 사용 단계에 들어가 있다.

'미숙아 망막증'이라는 병을 알고 있는 사람이 적지 않을 것이다. 이것은 미숙아에게 산소를 투여할 때 양이 과다하여 망막에 장해가 일어나고 시력이 저하하는 병인데, 이 미숙아 망막증의 원인이 되는 산소 투여 자체의 근원이 미숙아 호흡곤란증후군이다. 산소를 투여하지 않으면 산소 부족으로 생명이 위험하고, 산소를 지나치게 투여하면 시력이 장해를 받는다. 현재는 어느 정도의 산소를 주어야 할 것인지가 어느 정도 판명되었지만, 완전히 해명되었다고는 할 수 없다. 투여해야 할 산소량을 꽤 정확하게 조정할 수 있게 돼, 미숙아 망막증은 감소했지만 그래도 완전히 없어지지는 않았다.

◆ 한쪽 폐로 튜브가 들어간다

마취 때에는 여러 가지 원인으로 산소 부족이 발생하는데,

지금까지 말해왔듯이 수술이나 마취 때문에 기본적으로 발생을 방지할 수 없는 것 외에, 어느 정도까지는 방지할 수 있는 것도 있다.

전신 마취에는 기관 내 삽관을 한다고 앞에서 말했다. 이것은 기관 내로 지름 1㎝가 안 되는 실리콘 관을 넣고, 이것을 통해 호흡을 시키기 위한 것인데 이 관이 때로 트러블을 일으킨다. 관이 너무 들어가 한쪽 기관지로 들어가버려, 반대쪽 폐의 환기를 장해한다. 기관 내 삽관의 관은 성문(聲門)을 충분히 넘어야 한다. 여러 가지 이유로 이 관의 전후 여유는 어른이라도 2㎝ 정도밖에 없다. 물론 어느 만큼 진입했는가를 정확하게 관찰하면서 진행시키는 것은 불가능하기 때문에, 기관 내 삽관 직후에 청진기로 호흡을 듣거나 가슴 움직임을 보며 확인하지만 이런 진단법은 절대적인 것이 못 된다. 또한 마취 개시 시점에는 바른 위치에 있더라도 환자의 움직임으로 인해 기관 내 튜브의 위치가 처져 깊어지거나 한다. 물론 반대로 빠져 버리는 일도 있다.

최근에는 기관 내 튜브가 개량되어 길이의 눈금을 달아 너무 깊이 진입하거나 위치가 처졌을 때 발견하기 쉽게 되었다. 또 뒤에서 설명하는 펄스옥시미터 등의 덕분으로 산소 부족 자체도 발견할 수 있게 되어, 이 기관 내 튜브에 의한 트러블의 빈도가 두드러지게 줄어들었다. 모두 기술의 진보에 의한 것이다.

◆ 컴퓨터로 산소의 문제를 배우는 이야기

의학 공부는 예부터 시간과 돈이 드는 것으로 정평이 나 있다. '의사가 되려고 고학을 했다'거나, '가난해서 의과 대학엘

가지 못하고…' 하고 말하는 사람도 있다. 그런데 현재는 시간과 돈을 절약하기 위해, 교육의 모든 분야에서 컴퓨터를 이용하려는 노력이 시작되고 있다. 나도 그런 생각에서 컴퓨터로 산소 문제를 공부하는 프로그램을 제작했다. 즉 컴퓨터 속에 모의 환자를 발생시켜 그 호흡과 산소를 일부러 이상하게 만들어 놓고 그것에서 진단과 치료를 해감으로써, 산소를 실제로 응용하는 데에 활용하려는 시뮬레이션 프로그램이다.

　의료에서 컴퓨터의 사용은, 요금의 계산이나 보험의 청구 면에서는 사용하지 않는 것이 도리어 이상할 정도로 보급되었다. 또 CT(컴퓨터 단층촬영)와 각종 검사 등의 기기에도 들어가 주역 노릇을 하고 있다. 연구 면에서의 응용도 물론 활발하다. 컴퓨터의 교육 면에서의 사용은 특히 일본에서는 뒤지고 있어, 앞으로 성장이 기대되는 분야다. 내가 만든 프로그램은 산소 문제의 교육 프로그램으로는 세계에서도 드문 것이지만, 일본에서는 의학 전체의 교육 프로그램으로서도 드문 것에 속하는 듯하다.

　프로그램을 제작하는 과정에서 중요한 발견이 있었다. 그것은 이런 종류의 프로그램은 만드는 것보다도, 그것을 쓸 수 있는 게 하는 것이 더 큰일이어서 거기에 많은 시간과 에너지가 필요하다는 점이다. 구체적으로 말하면, 프로그램을 제작하여 일단 움직이게 하는 데에 소요된 기간은 두 달이 채 못 되었지만 그것을 개량하여 만족할 수 있는 것으로 완성하는 데는 1년 이상이 걸렸다. 더욱이 이 개량은 나 개인의 노력으로는 불가능했고, 실제로 학생과 젊은 의사가 사용하여 비판해 주거나 주문을 달거나 하여 비로소 가능했다.

이런 일은 "사람이 쓰는 것을 만든다"고 하는 입장에서는 당연한 일일지도 모르지만 나로서는 큰 발견이었다. 그리고 그것을 알고 나서 본즉, 좋은 프로그램과 나쁜 프로그램의 차이, 또는 좋은 상품과 나쁜 상품의 차이가 이런 과정의 유무에서도 있는 듯이 느껴졌다.

◆ 미스터리 「코마」

예전에 R. 쿡(R. Cooke)의 『코마(Coma)』라는 추리 소설이 화제가 되었다. 보스턴의 큰 병원을 무대로 하여, 병원의 핵심적인 의사가 일부러 뇌사 환자를 만들어 내어 장기 이식의 재료로 사용한다는 엄청난 얘기이다. 영화로도 만들어졌다.

이 미스터리의 첫머리가 마취 장면이다. 인공 임신 중절 수술을 받으려고, 극히 단시간의 마취를 받은 젊고 건강한 여성이 그대로 깨어나지 않고 뇌사했다는 데서부터 얘기가 시작된다. 코마라는 것은 '혼수'라는 뜻으로 표제는 내용을 그대로 갖다 붙인 것이다. 실은 병원의 수뇌부가 소기의 배관에 일산화탄소를 약간 보태어, 뇌사 환자의 '제조'를 꾀했다는 굉장한 얘기이다.

일산화탄소는 혈액의 헤모글로빈과 잘 결합하여 산소의 운반을 방해한다. 즉, 일산화탄소 중독은 강한 빈혈 상태에 가까운 것이 되어 버린다. 더욱이 일산화탄소와 결합한 헤모글로빈은 산소와 결합한 것과 마찬가지로 선홍색이기 때문에, 특별히 의심하고 측정하지 않으면 구별이 안 된다.

전에는 가정으로 들어와 있는 가스가 일산화탄소를 고농도로 포함하고 있었기 때문에 그 중독이 자주 발생했다. 현재는 가스 자체에는 일산화탄소가 포함되어 있지 않다. 그러나 천연가스이든, 가솔린이든 연소가 불완전하면 일산화탄소가 나오기 때문에 주의가 필요하다.

『코마』에서는 매력적인 여자 의학생 스잔(영화에서는 왠지 젊은 의사로 되어 있다)이 크게 활약한다. 무엇보다도 병원의 묘사가 현실의 분위기를 잘 나타내고 있는 것에 감탄했다. 이것은 내가 보스턴의 거리와 병원에 익숙하기 때문인지도 모른다.

제7장
몸 바깥으로부터 동맥의 혈색을 관찰한다

여러 가지 감시 장치

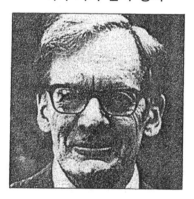

탄산 가스 전극의 모식도 제작자 존 세뷔린하우스

캘리포니아대학 샌프란시스코 분교에 소속하는 마취 학자

전극의 원리는 수소 이온을 감지하는 유리를 세공하여, 탄산 가스를 측정하는 장치로 개조한 것. 전극의 오리지널은 워싱턴의 '스미소니언(미국 역사 박물관)'에 전시되어 있다. 또 탄산 가스 전극의 기본 원리는 스토우라는 다른 학자가 발견했다고 세뷔린하우스는 주장하고 있으나, 실용성이 있는 것으로 완성하고 다시 자세한 연구를 거듭하여 보급시킨 것은 세뷔린하우스의 공적이다.

◆ 펄스옥시미터-제3차 마취 혁명

병원에 가면 여러 가지 복잡한 기계의 신세를 지는 것이 요즘의 모습인데 수술이나 마취도 예외가 아니다. 여기서는 마취에 사용되는 측정과 치료 기계를 설명하겠다.

펄스옥시미터라고 하면, 일본에서는 쇼와 일왕의 시술 후에 사용되어 화제가 된 장치다. 현재의 수술에서는 수술 중은 물론, 수술 후의 일정 기간에도 반드시 산소를 사용하고 있다. 더욱이 그 농도는 공기와 같은 21%가 아니고, 그보다 조금 높은 30~40% 정도의 레벨을 사용한다. 이것으로 겨우 동맥혈의 산소 레벨이 정상으로 유지되기 때문이다. 그러나 개개 환자에서, 더욱이 특정 시점에서 산소가 정상이냐 아니냐는 것은 자명하지 않다. 측정을 해야 비로소 확인할 수 있는 일이다(그림 7-1).

이 측정에 사용하는 것은 1950년대 후반에 개발된 '산소 전극'이라는 장치이다. 특히 1970년대에 완전히 자동화되어 간단히 측정할 수 있게 됨으로써 이 장치가 급속히 보급되었다. 현재는 큰 병원의 수술실이나 집중 치료실에 없어서는 안 될 측정기다. 다만 산소 전극에 의한 측정은 산소 분자의 움직임을 측정하기 때문에 대상이 되는 매체 즉, 혈액을 전극에 접촉시킬 필요가 있다. 이 측정을 위해서는 동맥혈을 주사기로 취하는 것이 필요하고, 이것이 큰 결점이다.

그런데, 혈액은 산소를 포함하면 붉어지고 산소를 잃으면 검푸르게 된다. 따라서 혈액의 색깔을 보면 산소의 양을 평가할 수 있다. 혈액을 채혈하여 이 측정을 할 수 있게 된 것은 산소 전극이 발명되기 조금 전의 일이고, 측정 장치는 '옥시미터'라

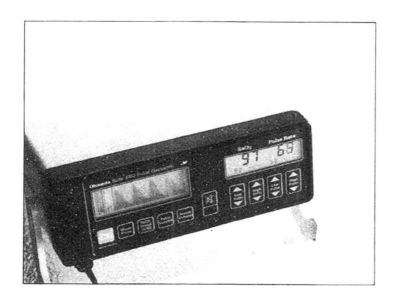

〈그림 7-1〉 펄스옥시미터

고 불리고 있다.

펄스옥시미터는 채혈에 의하지 않고 바깥으로부터 빛을 쪼이는 것만으로 동맥혈의 산소량 측정을 가능하게 하는 장치이다. 산소 전극과는 달리 이쪽은 빛으로 측정하기 때문에, 기본적으로 신체 외부로부터 산소량을 측정할 수 있을 것 같다는 생각에 이르게 한다. 그것을 어떻게든 실현시키려는 시도 자체는 옥시미터의 개발과 거의 동시에 시작되고 있었다. 그러나 알고 싶은 것은 동맥혈의 산소량인데도 바깥으로부터 빛을 쬐면 정맥혈의 영향도 나타나기 때문에 동맥혈을 정확하게 측정할 수가 없었다. 이것이 가능해진 것은 누구라도 알고 있는 간단한 사실을 이것과 조합하여, 콜럼버스의 달걀식으로 새로운 측정

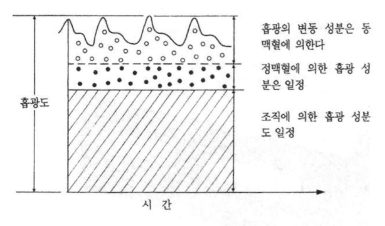

흡광도

흡광의 변동 성분은 동
맥혈에 의한다

정맥혈에 의한 흡광 성
분은 일정

조직에 의한 흡광 성분
도 일정

시 간

〈그림 7-2〉 펄스옥시미터의 원리

법을 고안한 엔지니어 덕분이다.

그 간단한 사실이란, '동맥의 혈액은 혈관 속에서 맥박이 뛰고 있다'는 점이다. 펄스옥시미터는 이것을 이용하고 있다. 즉, 빛을 쬐어 색깔을 측정할 때에 심장의 박동과 일치하여 변화하는 부분의 색깔을 끌어내면, 동맥혈의 색깔만을 분리하여 측정할 수 있다. 심장의 박동, 맥박 등을 나타내는 말 '펄스'를 붙여서 '펄스옥시미터'라고 부르는 것은 이 때문이다(그림 7-2).

그런데 이 펄스옥시미터의 원리를 발견하여 1970년대 전반에 장치의 원형(Prototype)을 만들어 특허를 딴 사람은, 일본광전사(日本光電社)라고 하는 의료 기기를 만드는 회사의 기사, 아오야나기 다쿠오(靑柳卓雄) 씨이다(그림 7-3). 그 후 카메라를 제조하는 미놀타 카메라 주식회사가 한층 개량한 것을 만들어 판매하여 어느 정도 쓰이게 되었다. 그러나 진짜로 고성능이고 쓸 수 있는 장치로 완성시킨 것은 미국 사람들이었다.

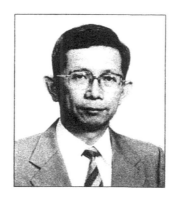

〈그림 7-3〉 아오야나기 다쿠오

　이것에는 미국의 의료가 이러한 측정을 필요로 했다고 하는, '필요는 발명의 어머니'적인 요소도 있었고, 디지털 회로의 응용에서도 일본보다 미국이 진보해 있었다는 점이 있을지 모른다. 가전제품이나 하이테크 제품에서 '원리는 외국, 완성은 일본'이라는 것이 많은 가운데서 이색적인 경력을 가졌다고 할 수 있다.

　펄스옥시미터에서 얻어지는 수치는 위에서 말한 30%나 40%의 산소 분압과는 다르지만 의의는 같다. 더욱이 채혈할 필요가 없고 측정이 연속적이다. 혈액의 산소 레벨이라고 하는 것은 매우 빠르게 변화하기 때문에 수술 중이나 수술 후의 중증 환자의 점검에 특히 적합하다.

　펄스옥시미터는 장치로서도 간단하고 잘되어 있어 누가 사용해도 정확한 수치가 얻어지고 고장도 없다. 가격도 일본 돈으로 100만 엔 전후여서 얻어지는 정보의 중요성으로 보면 오히려 싼 값이다. 그런 이유에서 급속히 보급되기 시작했다. 도쿄 대학의 마취과에서도 쇼와 일왕의 수술 무렵에는 제작 회사와 판매 회사의 호의로 빌린 것이 몇 대 있었을 뿐이었으나, 현재는 거의 수술실의 수만큼 갖추어지게 되었다.

앞에서 근이완제가 마취의 혁명이라고 했다. 그 후의 산소 전극을 사용한 혈액 가스의 측정, 이것에 의한 안전한 마취법의 확립을 제2차 마취 혁명이라고 한다면, 이번의 펄스옥시미터는 제3차 마취 혁명이라고 할 수 있다. 더욱이 그 혁명이 일본인의 발명을 계기로 이루어진 것은 참으로 기쁜 일이다.

◆ 식도로 청진기를 삽입?

마취 의사가 흔히 사용하는 장치에 '식도 청진기'라는 것이 있다. 아주 간단한 장치로 펄스옥시미터와 비교하여 설명하는 자체가 우스울 만큼 단순하다. 하지만 그 보급이 새롭고 유용한 점으로 말하면 역시 설명을 생략할 수가 없다.

요컨대, 이것은 청진기이다. 다만 보통의 청진기와는 달리 식도에 넣어 거기서부터 주로 심장 소리를 듣는다. 물론 폐의 소리도 들린다. 장치라고는 소리를 채취하는 쪽은 비닐관 끝에 비닐 주머니를 달았을 뿐이다. 장치의 이점은 식도라고 하는 장소가 외부로부터의 영향을 받기 어렵기 때문에 안정된 심음(心音)이 들리는 점이다. 가슴에 청진기를 대어서는 수술 중에 수술자가 닿거나, 기계가 부딪히거나 하여 잡음이 많아 사용하기 힘들지만, 식도에 들어가면 괜찮다. 더욱이 간단한 장치로 전기도 쓰지 않으므로, 고장이 없고 전지가 끊어지는 일도 없다.

◆ 직접 동맥압 측정과 자동 혈압계

마취와 혈압 측정은 불가분의 관계에 있다. 마취가 깊지 않

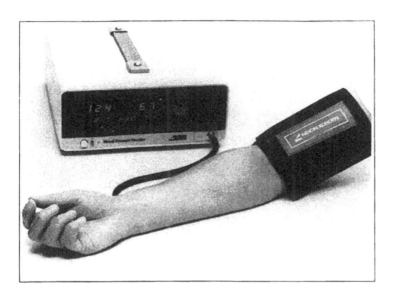

〈그림 7-4〉 자동 혈압계

은지, 부족하지 않은지를 식별하는 지표의 하나로 혈압을 사용
하며, 출혈이 일어났을 때에 심장이 충분히 활동하고 있는가를
관찰하는 지표도 혈압이다. 그런데 이 혈압의 측정에 최근 큰
변화가 일어났다. 하나는 동맥에 카테터(보통 신체에 넣는 관을
카테터라고 한다)를 넣어서 하는 직접 동맥압 측정, 또 하나는
종전의 방법과 같은 간접 측정을 자동화한 것이다.

　직접 동맥압 측정은 개발 자체도 오래되었고, 연구실에서는
19세기부터 사용되고 있었으며, 수술실에서도 심장 수술 등의
특수한 것에서는 꽤 전부터 사용되고 있다. 최근에는 카테터를
포함하여 측정에 사용하는 기구나 장치가 사용하기 좋아졌고
또 그것에 수반하여 사용하는 의사의 기술도 향상했기 때문에,

보통의 수술에도 안전하게 사용할 수 있게 되었다. 중증으로 장시간을 요하는 환자가 늘어난 점, 카테터를 넣어놓고 혈액 가스나 수혈에 필요한 혈액 표본을 채취하는 데에 사용하고 싶다는 것도 이유이다. 다만, 극히 최근에 와서 펄스옥시미터와 다음에 설명하는 자동 혈압계가 급속히 보급되었기 때문에 전보다 필요성이 줄어들었다.

자동 혈압계는 종전의 혈압 측정 장치를 자동화한 것이다(그림 7-4). 간단한 것은 몇만 엔 정도로 약방이나 슈퍼에서 팔고 있지만, 수술실에서 사용하는 것은 더 정확하고 튼튼하게 되어 있다. 어쨌든 이 때문에 마취 의사는 귀를 사용하여 혈압을 측정하는 업무로부터 해방되었다. 전에는 귀에 청진기를 대기 때문에 귀가 가려워져서 곤란했었다. 게다가 환자의 상태가 이상해져서 여러 사람이 떠들어대기 시작하면 주위가 시끄럽고 청진기의 소리가 작아지고 하여 혈압 측정이 정확하지 못했다.

쇼와 일왕 생존 시의 수술은 큰 수술이 아니었기 때문에 직접 동맥압 측정은 하지 않았다. 궁내청(宮內廳) 병원에는 자동 혈압계가 없었기 때문에, 왕의 마취가 도쿄(東京)대학이나 일반 병원에서의 진료 수준을 밑도는 것은 부당하다고 주장하여 자동 혈압계를 구입했다. 결과적으로는 여러 가지로 마취 작업이 많아 자동 혈압계가 있었던 것은 잘한 일이었다고 생각한다.

◆ 심전도는 반드시 작성한다

심전계(心電計)는 심전도를 찍는 장치이다(그림 7-5). 현재 큰 병원에서는 수술의 모든 사례에서 사용하고 있다.

심전도로부터는 여러 가지 일을 알 수 있는데, 수술과 마취

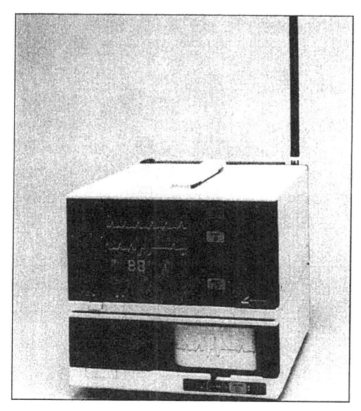

〈그림 7-5〉 심전계

에 관해서는 세 가지 점이 포인트다. 첫째는 심장이 확실히 움직이고 있다는 것의 확인, 둘째는 리듬의 확인이다. 즉 각종 부정맥이나 기외수축(期外收縮: 부정맥의 일종으로, 바른 리듬 속에 이따금 이상한 수축이 섞여드는 상태를 말한다)의 발견이고, 셋째는 심장으로의 피의 흐름(관동맥의 흐름)의 확인이다. 모두가 심전도만으로 확실히 알 수 있는 것은 아니지만, 그렇더라도 비교적 손쉽게 이상을 검출해 주기 때문에 의의가 크다.

일반적으로 심전도라고 하면 종이에 기록한 것을 말하는데, 마취에서는 브라운관을 사용한다. 통상은 파형이 정상인 경우가 대부분이고, 정상적인 기록이 많이 있어도 의미가 없다는 점과 브라운관 쪽이 보기에 편리하기 때문이다. 그러나 이상이 일어났을 때는 기록을 남길 수 있게 되어 있다.

내가 알고 있는 1960년대에도 수술실의 심전기는 아직 장치가 거대하고 다루기 어려웠다. 게다가 수술실이라는 것은 필요상 굉장히 밝은데도, 당시의 브라운관은 어두워서 잘 보이지가 않았다. 나이가 드신 분은 초기의 텔레비전이 어두워서 보기 힘들었기 때문에, 방 안을 어둡게 하여 보고 있었던 일을 기억하고 있을지 모르겠다. 바로 그런 상황이었다. 진공관이 가열하기까지 시간이 걸렸던 것을 비롯하여, 사용하기도 힘들었고 고장도 잦았다. 지도 교수가 "이런 건 아무짝에도 쓸모가 없어" 하고 화를 내었던 일을 기억한다.

◆ 탄산 가스를 측정-'확실히 숨을 쉬고 있다'는 것의 확인

날숨에는 5% 정도의 탄산 가스가 포함되어 있다. 이 탄산 가스는 적외선이 흡수되기 쉬운 성질을 지니고 있다. 지구에 탄산 가스가 증가하면 태양광선 속의 적외선 흡수가 늘어나 지구의 온도가 올라가 버린다는 걱정을 들어본 사람도 있을 것이다. 탄산 가스는 이 성질을 이용해 적외선을 쬐어 쉽게 측정할 수 있다. 본래 정밀한 측정기로서 개발된 것인데, 최근에는 수술실에 모니터 장치로 들어와 있다.

탄산 가스를 측정하는 최대 이유는 '확실하게 호흡을 하고 있다'는 것의 확인이다. '호흡의 확인'이라는 것은 마취의 중요한 요소이다. 마취 때에는 일부러 호흡을 멎게 하거나, 인공호흡을 하기 때문에 호흡의 확인은 반드시 필요하다. 탄산 가스는 공기 속에 아주 조금밖에 존재하지 않기 때문에, 이것이 날숨으로 나오는 것은 호흡을 하고 있다는 것의 가장 확실한 증거이다.

탄산 가스의 측정으로 호흡을 확인하는 것은 비교적 최근에 미국에서 확립되어 보급된 방법이다. 이 얘기를 내가 처음 들은 것은 1980년경의 일로, 그때는 '호흡을 확인하기 위한 것만으로, 비싼 적외선 측정기를 사용하다니' 하고 생각했었다. 그 후 1984년에 뉴욕의 컬럼비아대학에서 이 장치가 완전하게 장비된 수술실에서 한 달 동안 일했다. 그 경험으로부터 '아무래도 내가 잘못 알고 있는 것 같다'고 느꼈다. 호흡의 확인은 중대한 일이고, 장치 없이는 쉽지 않은 일이 많다. 게다가 기기는 보급되면 그 가격이 자꾸 내려가게 마련이다.

하기야 이 방법이 미국에서 보급된 데는 그 나라의 사정도 있다. 비만인 환자의 기관 내 삽관이 어려워 이런 특수한 장치를 사용하지 않으면 삽관의 성공을 확인할 수 없다는 점과, 비만 때문에 호흡에 의한 가슴의 움직임도 보기 힘들다.

여담이 되지만, 컬럼비아대학 부속 병원에 적외선에 의한 탄산 가스 분석기가 도입된 것은 다음과 같은 경위에서이다.

대학의 스폰서인 어느 거부의 부인이 수술 때의 실수로 중태에 빠졌다. 생명을 건지기는 했지만 후유증이 남았다. 원인은 기관 내 삽관을 잘못한 것으로, 기관 내 튜브가 정규 위치에 삽입되어 있지 않아 얼마 동안 호흡을 할 수 없는 데다, 환자가 비만하여 금방 알아채지 못했기 때문이라고 한다. 상황이 진정되고 나서 이 거부가 '이런 사고를 확실하게 방지할 수는 없을까? 아내와 같은 비참한 상황의 재발을 막는 장치는 없을까?' 하여, 이것에 대해 얘기하던 중 '그렇다면 100만 달러쯤 기부하겠다'는 신청으로 이루어졌다고 한다. 참고로 이 사고 자체는 컬럼비아대학에서 일어난 일은 아니었다.

당시의 마취과 주임 교수, 대학의 부총장 벤딕센 교수로부터 들은 얘기이다.

◆ 혈액 가스-제2차 마취 혁명

앞 절에서 산소의 측정으로서 산소 전극을 설명했다. 이것이 수술실로 도입되어 마취 때의 폐 활동이 의외로 좋지 않다는 것이 판명된 것은 1960년대의 일이다.

그러나 이 시점에서는 마취의 연구적인 색채가 짙었다. 확실히 연구 성과는 환자 개개인에게 환원되기는 했다. 그러나 환자 개개인에게 혈액의 산소를 측정하여 마취 처리에 활용하는 단계까지는 이르지 못했다.

최대의 이유는 장비의 불비이다. 당시의 장치는 섬세하여 조작이 어려웠고, 사용에 특수한 기술이 필요했으며 고장이 잦았다. 연구를 위한 기기라면 그것도 허용된다. 그러나 일상에서 사용할 장치로는 실격이다. 이것이 해결된 것은 1970년대가 되어 덴마크의 회사가 최초로 완전 자동화에 성공했기 때문이다. 비쌌지만 그 안전성과 유용성이 곧 인식되어 급속히 보급되기 시작했고, 이어서 미국 회사가 유사한 장치를 개발했다.

혈액 속의 산소와 탄산 가스를 일괄하여 혈액 가스라고 한다 (그림 7-6). 전자동화된 혈액 가스의 측정은 마취에서의 제2의

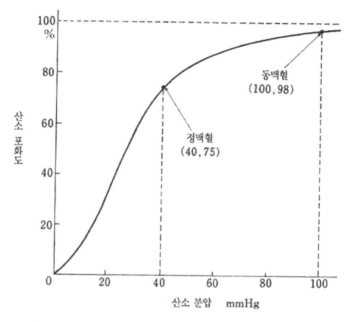

〈그림 7-6〉 산소 해리 곡선. 가로축의 산소 분압은 산소 전극으로 측정하고,
　　　　　 세로축의 산소 포화도는 펄스옥시미터로 측정한다. 모두 혈액 속
　　　　　 의 산소량을 나타낸다

혁명인데, 측정 자체에 관해서는 일본인도, 일본의 회사도 직접
적으로는 기여하고 있지 않다. 장치도 아직은 거의 수입품이다.
전기가 중심이기는 하지만 전극 부분에 특수한 유리와 세공이
필요한 점, 장치 전체로서도 특수한 기계 부분이 많다는 점 등,
반드시 일본의 공업이 장기라고 할 수만은 없는 영역이 많았기
때문인 것 같다. 그래도 히타치(日立) 제작소를 비롯한 두세 개
회사에서 이 영역에 나섰다.

◆ 체온-간단하고도 중요한 측정

큰 수술의 마취에서는 반드시 체온을 측정한다. 경우에 따라서는 일부러 체온을 내리는 일도 있고, 반대로 내려간 체온을 정상으로 되돌리기도 한다.

체온을 내리는 것은 이른바 '저체온법'으로 대사를 내림으로써 수술의 안전도를 늘리기 위해서이며, 심장 수술에 흔히 이용한다. 통상보다 10℃ 정도가 낮은 28℃ 전후의 체온을 이용하는 것이 보통이지만, 더 낮은 10℃대의 체온으로 하는 경우도 있다. 반대로 체온을 높임으로써 치료 효과를 노리는 방법도 있다. 암세포는 대사가 활발하기 때문에 고체온에 약하다는 사실을 이용하여, 일시적으로 고체온으로 만들어 다른 치료와 조합하여 효과를 노리는 방법이다. 하기야 이쪽은 현재로는 연구 단계이고, 평소의 진료에 이용하기에는 아직 시간이 약간 걸릴 것 같다.

체온은 마취 중에 자동적으로는 정상 레벨로 유지되지 않는다. 보통 수술실은 실온과 습도가 낮은 곳인데, 거기서 환자는 알몸으로 누워 있다. 더욱이 마취가 돼 있기 때문에, 추워도 떨거나 뛰어다니거나 하여 열을 발생시킬 수가 없다. 또 위나 장 수술 등 장기가 바깥으로 드러나기 때문에, 여기서부터도 대량의 열이 상실된다. 따라서 주의를 기울이지 않고 방치하면 체온이 반드시 내려가기 때문에, 보통은 수술 중의 체온 저하를 방지하기 위해 적극적으로 몸을 따뜻이 할 필요가 있다. 특히, 몸의 용적이 작은 소아를 대상으로 한 경우에 이 체온 저하 방지는 특히 중요한 문제로서 소아 병원의 의사는 여러 가지로 연구를 거듭하고 있다.

전에는 체온에 관해서는 그다지 신경을 쓰지 않았다. 인식하지 못했다는 것이 사실이다. 마취가 끝났는데 아무리 해도 호흡이 안 되고 환자가 깨어나지 않아 이상해한 일도 있었다. 어쩌면 하고 퍼뜩 정신이 들어 체온계를 넣어보면, 보통의 수은식 체온계로는 측정할 수 없을 정도로 낮아져 있기도 했다. 통상의 체온계로 측정할 수 있는 것은 34℃ 정도까지이므로, 그보다도 낮았던 것이다.

◆ 마취 가스의 측정-매스 스펙트로미터

'마취 작업인데도 마취 가스의 농도는 측정하지 않느냐'고 하는 의문을 가질지 모른다. 이 측정은 임상 문제로서는 겨우 시작되었을 뿐이다. 하나는 측정이 꽤나 곤란하다는 점과, 또 하나는 측정하지 않더라도 마취기로 만들어 환자에게 흡입하게 하는 것의 농도는 전부터 알고 있고, 그쪽이 꽤 정확하기 때문에 새삼스럽게 환자에게 적용되는 농도를 측정하지 않아도 될 것이라고 생각해 왔기 때문이다.

최근에 매스 스펙트로미터(질량 분석계)라는 장치의 사용이 겨우 궤도에 올랐다. 이것은 물질을 질량(Mass)마다 스펙트럼(질량의 순서)으로 분류하여 측정하는 장치이다. 이것에 의해 마취 가스의 농도를 고속으로 정확하게 측정할 수 있게 되었다.

매스 스펙트로미터는 기체 상태인 가스를 측정하는 것이 장기로서, 한 대의 기계로 산소도 탄산 가스도, 소기도 할로테인도 모조리 한 번에 측정이 가능하다. 다만 액상 가스를 측정하는 일은 신통치 못하여, 환자의 혈액 산소를 측정하는 목적에는 부적합하다(그림 7-7).

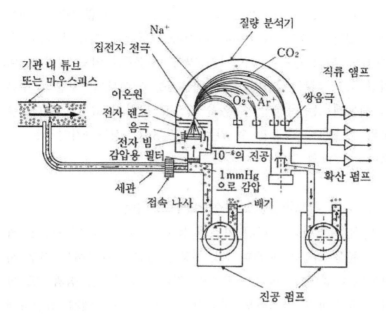

〈그림 7-7〉 매스 스펙트로미터의 구조

또 산소나 마취약의 측정은 연속적인 것이 바람직한데, 이 장치는 대형 진공 기기로 한 대가 일본 돈으로 100만 엔 이상이라 비싸서 환자 한 사람에게 한 대를 사용할 수는 없다.

그래서 한 대의 기계를 10~15명의 환자에게 사용하는 방법이 연구 중에 있다. 도쿄대학 의학부 마취학 교실에서도 최근에 겨우 이 방법으로 측정할 수 있게 되었다.

측정하지 않아도 알고 있다고 생각하고 있었던 일이 실제로 측정을 하고 보니, 의외의 일투성이었다. 그것은 여태까지 의학의 역사가, 아니 과학 전체의 역사가 되풀이하여 증명하고 있는 일이다. 흡입 마취약의 측정으로부터도 새로운 발견이 나왔고, 앞으로도 나올 것이라고 생각한다.

◆ 컴퓨터에 의한 자동 기록-오사카대학의 장대한 실험

수술 때에 마취 의사가 '마취 기록'을 작성한다는 것은 앞에
서 설명했다. 혈압, 맥박, 호흡, 체온, 심전도 등, 사용한 약과
수혈의 경과 등을 그래프로 만드는 것이다. 전에는 혈압이나
맥박의 측정은 손으로 하고 있었기 때문에, 기록도 당연히 볼
펜이나 연필로 기록하고 있었다.

그런데 이제는 측정 자체가 자동화되었다. 맥박도 심전도나
혈압의 파형으로부터 수를 세어 표시하게 되었다. 호흡수는 인
공호흡은 물론, 자연호흡의 경우라도 이를테면 탄산 가스 측정
기로부터 기록이 가능하다.

그래서 마취 기록 전체를 컴퓨터로 하여금 기록하게 하려는
시도가 여러 가지 있었다. 측정치가 이미 전자화되어 있어 신
호가 컴퓨터로 들어갈 수 있는 형태이기 때문에, 누구라도 생
각할 수 있는 일이기는 하다.

현재는 아직 실험 단계이지만, 그것을 오사카(大販)대학에서
는 모든 수술실에서 대규모로 실험하고 있다. 이 경우 그저 기
록을 컴퓨터에 넣는 것에 의미가 있는 것은 아니다. 컴퓨터에
들어간 데이터는 컴퓨터를 사용하여 자유로이 분할해 사용할
수 있다. 이렇게 하여 데이터가 축적되고 보면, 지금까지 생각
지도 못했던 일이 발견될지도 모른다. 이 장대한 실험을 흥미
있게 지켜보고 싶다.

◆ 환자를 잘 관찰하라
-감시, 측정, 모니터가 없는 마취는 가능한가?

여러 가지로 기기와 측정에 관한 얘기를 했다. 이런 말을 하면, 나이가 드신 권위 있는 선생님이나, 그들을 추종하기 좋아하는 저널리즘은 "기계에 의존하지 말고 환자를 잘 관찰하라"고 말한다. 우리 연배의 사람이면, 나도 그런 말을 할 기분이 다소는 있지만 여기에서는 '기기를 사용한 측정, 모니터가 중요하다'는 입장을 강조해 둔다. 그 이유는 이러하다.

"환자를 잘 관찰하라"든지, "환자의 불만이나 주장을 들어라"라는 말에 속아서는 안 된다. 환자의 불만을 잘 들어주는 좋은 의사는 그저 구변만 좋을 뿐이고, 실은 아무 학식도 없는 의사인 일이 드물지 않다. 확실히 옛날 의사는 환자를 잘 관찰하고, 환자의 불만을 잘 들어주었다. 정보원이 그것밖에 없었기 때문이다. 뢴트겐이 없었던 시대에 의사는 모두 청진기로 소리를 듣고, 손으로 배를 더듬어 보는 것 이외에는 할 수 있는 일이 없었다.

마취 의사만 해도 한 시대 전 사람들은 지금 사람들보다 환자를 잘 관찰하고 있었다. 나 자신이 20년 전에 배워서 실행하고 있던 마취는 환자의 동공 크기, 자발(自發) 호흡의 패턴, 속눈썹의 반사에 신경을 쓰는 마취였다. 당시는 그것밖에 없었다.

그러나 그런 마취는 당시처럼 대상이 될 환자가 젊고 건강한 사람이고, 수술 시간도 기껏 두세 시간이었기 때문에 가능했다. 젊고 반응도 명확하기 때문에 관찰만 하고 있으면 알기 쉬웠던 것이다. 그래도 옛날에는 수술 중에 갑자기 심장이 멎는 일이 잦았다. 관찰하고 있으면 확실히 아는 것도 아닌 셈이다. 아무

것도 알지 못했던 일도 많았다.

　지금은 그런 식으로 마취를 하지 않는다. 앞에서 설명했듯 심전도를 확인하고, 혈액 가스를 측정하고, 마취 가스의 농도를 매스 스펙트로미터로 측정해간다.

　"환자를 잘 관찰하라"고 하는 의학에는 더 큰 문제가 있다. 경험을 중시하고, 논리나 지식에 바탕하지 않기 때문에 사람에게 가르치는 것이 곤란하다. 의학만이 아니지만, 경험 제1적인 방법은 남이 하는 것을 보고 배우고, 자신도 실패를 하고서야 몸에 붙는 것이다. 그러나 그 과정에서 많은 환자를 희생시킨다. 옛날 의사는 "환자 10명을 죽이고 나서야 겨우 제구실을 한다"는 말이 있었다. 영역에 따라서는 "100명을 죽이고서야 제구실을 한다"고 했는지도 모를 일이다. 그러나 이런 일은 현대 사회에서는 도저히 용납될 일이 아니다. 환자를 희생시키지 않고, 학생이나 젊은 의사에게 짧은 시간에 의료를 가르치는 데는 의학이 경험이 아니라, 정확한 지식에 기초를 둔 학문으로서 논리적으로 단단하게 구성된 것이어야 한다.

　현대 의료가 측정에 의존하는 것은 그런 의미가 있다. "그저 기계가 있기 때문에 측정한다"는 것이 아니라, 생명에 가장 중요한 파라미터(매개 변수)를 정확하게 포착해 가는 것이 가장 이해하기 쉬운, 환자를 위한 의료인 것이다.

　현대의 마취나 의료를 계기비행과 같은 것이라고 말한 사람이 있다. 어느 정도는 진실이다. 반대로 계기에 의존하지 않고 눈으로 보고 나는 것이 유시계비행(有視界飛行)이다. 상황에 따라서는 후자도 가능하지만, 일반적으로는 계기를 사용하지 않으면 안전하고 확실하지 못하다. 유시계비행이 허용되는 것은 웬만큼 조건이 좋은 경우뿐이다. 하늘을 날아 자신이 즐기는 것이라면 유시계비행도 좋을 것이다. 하지만 사람을 나르는 서비스로는 계기를 사용해야 한다. 의료도 마찬가지이다.

참고로 말해 두지만, 계측 기기를 사용한다고 해도 사람의 개입은 불가결하다. 기기가 제공한 정보를 해석하고, 대응하는 데는 사람이 필요하기 때문이다. 측정만 한 채로 그 정보를 이용하지 않는다면 기기는 낭비이다. 의사의 오감과 측정 결과를 종합하여 이용해 가는 것이 현대의 의료이다.

이윽고는 컴퓨터가 대응해 주는 일까지도 분담하게 될 것이다. 현재도 그런 시도가 시작되고 있지만, 이쪽은 아직도 초기 연구 단계이다.

◆ 안드로메다 스트레인

1960년대 중반에 M. 크라이튼이라는 미국 의학생이 『안드로메다 스트레인(The Andromeda Strain)』이라는 SF를 발표했다. 유성과 더불어 어떤 병원체가 와서 지구를 침범하여, 마치 지금의 에이즈와 비슷한 소동을 일으키는 얘기이다.

그런데 이 SF에서는 혈액 가스의 문제, 정확하게 말하면 신체의 산성, 알칼리성 문제(의학적으로는 '산염기평형(酸鹽基平衡)'이라고 한다)가 큰 역할을 하고 있다. 이 장에서도 말했듯이, 혈액 가스나 산염기평형이라는 것은 당시 겨우 새로운 방법으로 임상 의학에 갓 도입된 것이었다. 따라서 학생이 이만한 작품을 쓸 수 있었다는 것에 감탄했던 일을 기억하고 있다.

이것도 영화로 만들어졌다. 그리고 이 학생이 후에 SF 작가가 되었다는 것을 알고 있는 사람도 많을 것이다.

제8장
수술로 죽지 않기 위하여

수술과 마취 사고

세계 최초의 마취에 의한 사망 기록. 세 사람의 이름 중 맨 밑의
'Hannah Greener'가 1848년 1월 28일에 매장되었다. 이름 앞의
칸 밖에 기입된 것은 이 사진으로는 판독이 어려우나, 'Died from
Effects of Chloroform(클로로포름의 작용으로 사망)'이라고 되어
있다.

◆ '산소를 끊고 소기를 투여한' 사고-I

수술과 마취가 잘되지 않아, 수술 후에 환자가 깨어나지 않거나 죽는 사건이 이따금 발생한다. 이른바 의료 사고이다. 마취 사고는 인과 관계나 시간 관계가 분명한 일이 많고, 더욱이 진짜로 생명과 관계되기 때문에 이따금 신문의 기삿거리가 된다.

수년 전까지 이따금 신문에 보도된 기사 중에 마취 담당 의사가 소기와 산소를 착각했다는 사고가 있었다. 이런 사고의 발생 패턴은 정해져 있었다. 몇 번이나 설명했듯이 마취에는 반드시 소기와 산소를 병용하는데, 수술이 끝나면 소기의 투여를 끊고 순산소를 투여한다. 이 시점에서 잘못하여 '산소를 끊어버리고 소기를 투여하면' 사고가 된다. 순소기를 흡입하고서는 사람이 살 수 없기 때문이다.

이 사고는 표본적인 예로서 세계적으로는 아마 헤아릴 수 없을 만큼 많은 사람이 희생되었을 것이다. 사망까지 이르지 않았던 사고 수까지 포함한다면, 몇 배나 더 될 것이다.

이것은 마취 담당 의사의 착각에 의하는 일이 많은데, 그러나 동정할 만한 사정도 있다. 첫째 조건은, 애초 인간은 이런 단순한 과오를 범하기 쉽다는 점이다. 야구에도 에러는 따르게 마련이고, 웬만큼 신중한 사람이라도 교통 사고를 일으킨다. 둘째 조건은 마취기에 내재하는 것이다. 현재는 많이 개량되었지만 마취기는 규격이 일정하지 않고, 소기 밸브와 산소 밸브의 형태나 배치가 마취기마다 구구했다. 그러므로 자기가 익숙하게 사용하던 형식과 다른 것을 만났을 때는 착각하기 쉬웠던 것이다. 자동차의 액셀러레이터와 브레이크의 위치가 다르게 배치되어 있다면 자동차 사고가 엄청나게 불어날 것이라고 생

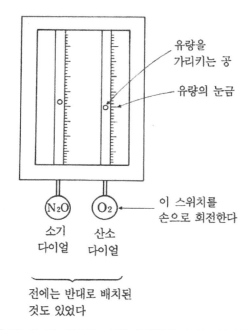

〈그림 8-1〉 산소의 소기 유량계의 노브. 이것을
반대로 움직이면 '순소기'를 흡입하게
되어 죽음으로 이어진다

각하는데, 의외로 마취기는 그렇게 되어 있다.

다행히도 최근에는 이런 패턴의 사고는 거의 듣지 못하게 되었다. 그 이유는 마취기의 개량이 진보하여 소기 쪽의 밸브만을 단독으로 연다는 것은 메커니즘적으로 불가능하게 되었기 때문이다. 산소는 단독으로 줄 수 있어도, 소기는 단독으로 줄 수 없는 메커니즘으로 만들어 버린 것이다.

이 메커니즘 자체는 20여 년 전에 발표되었다. 그것이 새로운 마취기에 적용되는 데에 10년 이상이 걸렸고, 다시 그런 새로운 마취기가 전의 기계와 대체되는 데에 10년이 걸렸다. 하기야 좀 더 빠른 시점에서 법률적으로 개조했더라면, 상당히 많은 생명이 구조될 수 있었을 것이지만, 어쨌든 자주적으로나마 개량이 진보한 것은 매우 좋은 일로, 내가 근무하는 수술실에서도 이런 위험한 마취기가 없어진 것을 고맙게 생각하고 있다.

◆ '산소를 끊고 소기를 투여한' 사고-II

결과는 똑같이 산소를 끊고 소기를 투여한 데서 일어난 사고이지만, 원인이 전혀 다른 것에 있다.

1988년 2월 23일, 일본에서 발행된 아사히 신문(朝日新聞) 국제란에, 프랑스의 포아체시에서 일어난 사건으로, 마취 의사끼리의 세력 다툼으로 소기와 산소의 배관을 일부러 바꿔 놓았었다는 사건이 보도되었다. 결과적으로 환자는 식물 상태가 되었고, 담당 의사는 재판에 회부되어 사형이 구형되었다는 내용이다.

신문 기사이므로 정확한 사정은 모르지만 아마 한쪽 의사가 벽에서 마취기로 연결되는 배관에 손을 대어 마취기의 산소 밸브로부터는 소기가, 마취기의 소기 밸브로부터는 산소가 나오도록 조작했던 것 같다. 앞에서 말한 순소기를 투여할 수 없을 만한 메커니즘이라는 것은, 마취기까지의 배관이 올바로 되어 있는 것을 전제로 한다. 마취 가스를 분석하는 것이 아니라, 순수하게 '기계적'으로 한쪽을 투여할 수 없게 만든 것이기 때문이다.

이 사건에 관해 친구들과 얘기한 결론은 "저놈 좀 혼내 주자"고 한 것이 아니었을까 하는 것이었다. 물론 상대의 결정적인 실수를 노렸을 가능성도 충분히 있다.

그때도 얘기에 나왔던 일이지만, 마취 지도자 중에는 젊은 레지던트를 훈련하기 위해 마취 도중에 일부러 소기와 산소의 배합 비율을 바꾸거나, 인공호흡기를 멈추어 버리거나 하는 선생이 있다. 환자를 위험에 빠뜨리는 이런 위험하고 아슬아슬한 훈련에 나는 찬성할 수 없지만, 비행기 훈련에서는 이런 방법을 취하는 것이 표준적으로 인정되고 있다는 말을 들은 적이 있다.

소기와 산소의 배관에 대해서는 이 사건과는 달리 공사에 수반되는 사고에 의한 것도 많이 알려져 있다. 이런 종류의 사고에 대해서는 개별 담당자의 주의에 의존하는 것 외에는 현재로는 해결 방법이 없다.

철도 등에서는 공사가 완료된 후 충분한 시간을 들여 시운전을 한다. 그래도 실제로 영업 운전을 시작하면 여러 가지로 결함이 나타난다고 한다. 병원에서는 이만큼 철저한 시운전을 하지 않는다. 과장된 표현을 하면 갓 세워진 병원, 새롭게 개장한 직후의 병원에서 진료를 받는다는 것은, 어쩌면 목숨을 걸어야 할 일일지도 모른다.

◆ 우연히 심장이 멎는다면?

마취 의사나 또는 일반 의사가 제일 두려워하는 사태가 무엇인지 알고 있을까? 그것은 그 의사의 진료와는 전혀 관계가 없는 원인으로, 진료 중에 환자의 심장이 멎는 일이다. 있을 수 있는 일이다. 길을 걷고 있던 사람이 갑자기 심장 발작을 일으키는 일도 있으니, 진료 중에 그런 일이 일어나도 이상할 것은 없다.

그러나 현실적으로, 만약 내가 진찰 중에 심정지(心停止)가 발생한다면 나의 진료와 인과 관계가 있었다고 볼 것이다. 실제로 가능성을 생각하면 내가 한 일이 원인이 돼 일어나는 쪽이 훨씬 많다. 그런데도 불구하고 양자가 모두 관계가 없다는 가능성도 확실히 존재하기는 한다.

나 자신은 진료 중에 심정지를 경험한 일이 없지만, 진료 시작 직전의 환자에게서 강한 천식 발작이 일어난 경험이 있다.

환자는 확실히 천식이 있었지만 치료도 했고, 최근 수년간은 전혀 발작이 없었다. 그러나 이 환자는 수술 당일, 수술실에 도착하자마자 발작을 일으켰다. 이 경우는 발작이 일어난 것이 내가 아무 일도 하기 전이었으므로, 제멋대로 발생한 것은 명백하다. 수술에 대한 공포나 수술실이라고 하는 이상한 환경이 유인이 되었는지는 모르나, 어쨌든 환자가 본래 가지고 있던 천식이 발생했던 것이다. 하지만, 이를테면 점적(點商: 시료 용액에 시약을 한 방울씩 떨어뜨리는 일)을 하는 시점에서 발생했더라면, 점액바늘의 작용이나 약의 작용을 의심받았을 것이다. 마취 개시의 시점에서 발생했더라면 마취약이나 삽관 기술이 요인이라고 의심을 받았을 것이다.

이런 상황은 도무지 막을 방법이 없다. 그저 내게 그런 일이 없기를 빌 뿐이다.

◆ 악성 고열-지금이라면 극복할 수 있다

마취 의사가 두려워하는 사건 중 '악성 고열'이라는 병이 있다. 마취 중에 갑자기 발열해 심장이 나빠지고 그로 인해 신체로 산소가 골고루 퍼지지 않아 몸이 빳빳해져서 죽는 굉장한

병이다. 유전 소인이 관계하여, 육친을 조사해 보면 역시 마찬
가지로 마취로 죽었다는 경력이 발견되는 일도 있지만, 물론
발견되지 않는 일도 있다.

이 병은 일본에서도 상당한 수가 발견되고 있는데, 10,000명
에 한 사람 또는 6,000명에 한 사람이라는 발생 빈도이니 결
코 적지 않다. 도쿄대학의 전신 마취 수가 연간 4,000이므로,
1년 반이나 2년에 한 사례 정도가 있는 셈이 된다. 일본 전체
에서 전신 마취 수는 연간 100만 건 정도이므로, 악성 고열은
연간 100사례 이상이 되는 셈이다.

이 병인 사람은 근육에 특수한 성질이 있어, 몇 가지 요인으
로 근육이 열을 발생시킨다. 마취에 사용하는 약도 이 발작 요
인의 하나이다. 발열과 동시에 대량의 산을 발생하기 때문에,
신체가 산성이 된다. 열과 산성 때문에 심장의 기능이 나빠지
고 또 혈액의 산소를 운반하는 기능이 저하한다.

비교적 최근까지, 이 병은 열이 나면 부지런히 식히는 수밖
에 대책이 없었다. 신체 표면에서부터 식히는데, 그래도 안 되
면 위장에 냉수를 부어 넣거나, 심지어는 인공심폐(人工心肺)를
사용하는 일도 있었다. 체온을 내리는 것은 쉽지 않았고, 사망
률이 높은 병이었다. 그러나 지금은 상태가 많이 개선되었다.
이것에는 두 가지 큰 이유가 있다.

하나는 히로시마(廣島)대학의 마취학 교실이 총력을 기울여
이 병과 대결하여 여러 가지로 순학문적인 연구 성과를 거두어
가는 한편, 온 일본의 마취 의사를 계몽시켰던 것이다. 그 덕분
으로 수술 전에 대응책을 강구하여 마취를 하게 되었다. 무슨
일이든 그렇지만, 미리 예측하고 있다가 사건이 발생하는 것과

예측하고 있지 않았던 것에서는 대응이 전혀 달라진다. 악성 고열의 경우에는 생사를 가름하는 차가 된다. 모리오(盛生倫夫) 교수를 중심으로 하는 히로시마대학의 활동에 대해 일반인은 잘 모르겠지만, 일본에서만도 아마 수백 명의 목숨을 건지고 있을 것이다.

또 하나는 특효약의 개발이다. 단트롤렌(Dantrolene)이라는 이름의 약인데, 실은 본래와 다른 목적으로 개발되었다가 악성 고열에 치료 효과가 있다는 것이 판명된 것이다. 외국제 약이지만 다행히 일본으로 도입이 빨라 현재 큰 효과를 거두고 있다.

◆ 수혈에 따라붙는 사고-I. 이형 수혈

수술에는 수혈이 따라붙기 마련이다. 그리고 종종 그 수혈이 사고의 원인이 된다.

제일 많은 것이 이형 수혈(異型輸血)이다. 이형 수혈이라는 것은 ABO형의 혈액형을 잘못 수혈하는 일인데, 좀 더 미묘하게 형은 일치하는데도 반응이 일어나는 경우이다. 현재, 수혈은 그저 형을 맞추기만 할 뿐 아니라, 수혈 전에 실제로 환자의 혈액과 수혈할 혈액을 체외에서 반응시켜 응집이 일어나지 않는 것을 확인하게 되어 있다. 이것을 교차 실험(交叉實驗)이라고 하는데, 교차 실험은 환자의 머리맡에서 할 수가 없다. 거기는 전쟁터처럼 법석대는 데다 그리 청결하지 못한 것도 이유이다. 따라서 교차 실험으로부터 수혈까지 사람의 손을 거치고 있는 동안, 실수가 일어날 가능성이 있다.

이것을 방지하기 위해 여러 가지 대책이 강구되고 있어, 솔직히 말해서 용케도 이만큼 잘 막아내고 있구나 하는 생각이

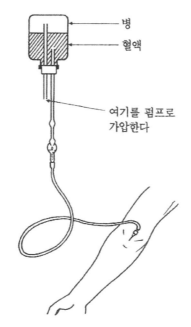

병
혈액
여기를 펌프로
가압한다

〈그림 8-2〉 전에는 때때로 있었던 '수혈에
서 공기를 넣었던' 잘못

들 정도이지만, 그러나 사고가 전혀 없어지지는 않는다.

　수술과 관계되는 이형 수술에서는 다행한 일이 한 가지 있다. 그것은 마취 의사가 환자를 관찰하고 있기 때문에, 이형 수혈이 발생하는 경우도 발견과 대응이 빠른 점이다. 이형 수혈이 소량이라면 반응도 적고, 또 즉각 대응책을 강구하기 때문에 중태가 되지 않고 후유증도 적다.

◆ 수혈에 따라붙는 사고-II. 공기의 주입

　전에는 수혈 때 혈관으로 대량의 공기가 들어가는 사고가 많

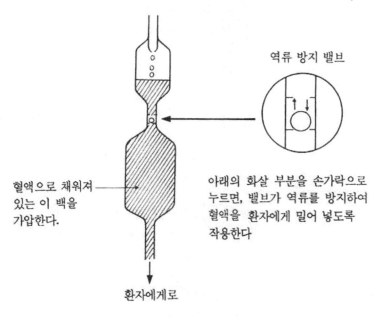

역류 방지 밸브

혈액으로 채워져 있는 이 백을 가압한다.

아래의 화살 부분을 손가락으로 누르면, 밸브가 역류를 방지하여 혈액을 환자에게 밀어 넣도록 작용한다

환자에게로

〈그림 8-3〉 수혈 가압장치

이 있었다. 출혈이 급격하게 일어나면 수혈도 서둘러야 할 필요가 있다. 그때 공기를 이용한 펌프로 밀어 넣고 있다가, 혈액이 다 들어간 것을 알아채지 못하고, 계속하여 공기 자체가 혈관으로 들어가는 사고이다. 혈액은 찰기가 있고 짙기 때문에(점주: 粘稠), 압력을 걸어주지 않으면 들어가기 어려운데 비해, 공기는 점주도가 적기 때문에 대량으로 들어가 버린다. 나도 이에 가까운 실수를 한 경험이 있다(그림 8-2).

현재는 이런 사고가 거의 없다. 그것은 공기로 가압하여 밀어 넣는 식의 방법을 사용하지 않게 되었기 때문이다. 최대 이유는 혈액의 보존에 유리병을 사용하지 않고, 플라스틱 백을

사용하게 되어 공기 펌프를 쓸 수 없게 되었기 때문이다. 석유 화학의 진보와 플라스틱의 보급이 이런 형태로 의료의 안전에 도움을 주고 있다.

이런 종류의 사고 방지에는 나도 조금은 공헌하고 있다고 자부한다. 벌써 20년이나 전에 수혈 세트 중간에 펌프실을 달아, 이것을 손으로 가압하는 장치를 고안했기 때문이다. 혈액이 들어가 있는 비닐 주머니를 바깥쪽에서 눌러주고 있으므로 공기가 들어갈 위험이 없다(그림 8-3).

◆ 몇 종류나 되는 척추 마취에 의한 사망

전에는 척추 마취에 의한 심정지와 사망 사고가 많았다. 재판 기록을 보아 상당한 숫자에 이르는데, 재판까지 가는 것은 실제의 사건 중에서도 작은 비율일 것이므로 실제는 더 많았을 것이다.

척추 마취에서 왜 심장이 멎었을까? 그것은 척추 마취의 죄가 아니다. 척추 마취뿐만 아니라 전신 마취이건, 경막 외 마취이건, 심정지의 가능성은 항상 있는 것이지만, 전에는 '마취를 한 후에 상황에 따라 대응할 수 있는 준비를 해두지 않는 한, 심장이 멎는 수가 있다'는 것이 인식되어 있지 않았다.

척추 마취란, 척수 주위에 마취약을 주입하여, 척수와 거기에서 나오는 신경의 밑뿌리 부분을 마취하는 방법이다. 보통은 배 부분까지고 그 이상 높은 위치에서의 효과를 요구하지 않지만, 여러 가지 메커니즘으로 작용이 호흡이나 심장에 미친다. 그러므로 심정지의 가능성이 높은 편이다.

척추 마취에 의한 심정지는 운이 나쁜 드문 사고라고만 말할 수 없다. 오히려 '척추 마취가 안정되었으니까, 이젠 괜찮다'하고 속단하여 관찰을 게을리하는 것이 함정이다. 관찰하고 있지 않으면 사고 발생에 대한 대응이 늦어진다. 그것이 큰 사고로 이어지는 것이다.

현재도 척추 마취 사고는 결코 없어지지 않았지만 꽤나 감소했다. 전국적으로 마취 업무가 정확하게 이루어질 수 있게 되었다는 것도 하나의 요인이라고 생각된다.

척추 마취의 건강 보험 점수는 매우 낮게 설정되어 있다. 이 값으로는 "역시 사후 관리를 기대할 수 없다"고 주장한들 반론을 제기할 수 없을 것이다. 마취 의사가 척추 마취로 수입을 올려 생활한다는 것은 절대로 불가능하다. 척추 마취에서 일어나는 사고는 척추 마취의 죄가 아니다. 척추 마취를 그만큼 가볍고, 간단한 것이라고 생각하고 있는 의학계의 그릇된 상식과, 그것을 채용하고 있는 건강 보험의 시스템에 책임이 있다고 할 것이다. 척추 마취의 요금을 타당한 레벨까지 끌어 올리지 않으면 안 된다.

◆ 수술의 실수는 의외로 마취의 책임일지도?

수술에서는 때로 수술에 사용한 용품을 그대로 두고 잊어먹는 일이 있다. 잊어먹고 신체 속에 남겨 두어서는 안 될 거즈나 타월, 때로는 수술 기구 등이 그것이다. 이것도 때때로 신문에 나곤 한다. 내게도 경험이 있다. 더욱이 이 경우는 내게 책임의 일단이 있다고 생각된다.

미국에서의 일인데, 수술은 담석에 대한 담낭 적출 수술이었다. 다행히 경막 외 마취는 성공했으나, 이어서 시도한 기관 내 삽관이 도무지 불가능했다. 당시는 현재와 같은 우수한 기관지경(氣管支鏡)이 없었기 때문에 여러 사람이 번갈아 시도해 보았으나, 결국은 기관 내 튜브 없이 수술을 시작했다.

담석 환자는 대체로 비만인 사람이 많은데, 이 환자의 수술은 어려워서 수술자도 크게 고생한 일을 기억한다. 그런데 수술의 종말에 가까워져서 배를 닫을 단계가 되었지만, 기관 내 튜브가 들어가 있지 않기 때문에 근이완제를 쓸 수가 없었다. 그래도 경막 외 마취와 얕은 전신 마취를 하여 닫게 했다. 그래서 안심하고 있었는데, 며칠인가 지나 잊어버리고 거즈를 그대로 놓아둔 것이 발견되었다. 물론 잊어버린 수술자에게 책임이 있지만, 아무래도 그때의 상황을 생각해 보면 근 이완이 충분치 않아 상처를 꿰매기 전의 검색을 충분히 할 수 없었던 것에 상당한 책임이 있는 듯했다. 이런 일은 드문 일이지만, 어쨌든 표면상의 책임자가 아닌 진짜 범인이 따로 있을 수도 있다는 것의 예라고 할 것이다.

◆ 미숙한 마취로 복막염!

이것은 나의 가설이다. 소화관을 수술한 후의 합병증 중에서 특히 무서운 것 중 하나는 '봉합부전(縫合不全)'이다. 즉 꿰맨 데가 풀려서, 장이 바깥으로 새어 나와 복막염을 일으키는 일이다. 상식적으로 이것은 외과 의사의 봉합 방법이 나빴다, 봉합 기술이 서툴렀다는 것이 된다. 그러나 그렇게 간단히 말할 수 있는 것일까? 물론 그런 경우도 많을 것이다. 하지만 그렇지 않은 일도 있다고 나는 생각한다.

수술이 능숙한지 아닌지와 상관없이, 마취를 잘하고 못하고에 따라서 수술 과정과 수술 후 장관의 혈류나 간장의 기능은 당연히 영향을 받는다. 수술한 장관이 풀리지 않고 잘 접합이 될지 아닐지는 장관의 혈류가 좋으냐 나쁘냐라든지, 간장이 접합에 필요한 단백질 합성을 충분히 하고 있느냐에도 의존한다. 그러므로 마취를 잘하냐 못하냐가 봉합부전과 관계되는 것은 이론적으로 생각할 수 있는 일이다. 물론 실제로 그런 일이 있을 수 있는지 어떤지, 있다고 하더라도 중요시해야 할 것인지가 문제가 되면 그건 다른 문제로서, 간접적인 연구는 있어도 직접적인 증명은 없다.

최근에 터무니없는 일이라는 말을 들음직한 연구 논문이 나왔다. 미국에서의 일인데, 노인이나 무거운 병을 가진 사람의 대수술에 단순한 전신 마취와 경막 외 마취를 조합한 전신 마취를 비교했더니, 경막 외 마취를 조합한 전신 마취 쪽이 수술 후 합병증이 적고 사망률도 낮으며, 입원 일수가 적어도 된다고 하는 것이다. 그 차이는 놀랄 만큼 크다.

일본의 마취 의사는 이만큼 명확한 연구에 바탕하는 일도 없이, 경험적 및 이론적인 고려로 '경막 외 마취+전신 마취'를 사용하고 있는 사람이 많은데, 미국인은 그 점에서는 아주 진지하게 연구 계획을 세워 '과학적인 데이터'로 증명했던 것이다. 이 논문은 마취를 잘하고 못하고가 아니라, 마취의 방법에 의한 차이를 말한 것이지만, 어쨌든 마취의 선택이 수술의 최종 결과에 크게 영향을 끼친다는 것을 가리키고 있다.

◆ 죽지만 않으면 되는 건 아니다

수술에서나 마취에서나 사고는 곤란하다. 반드시 피하지 않으면 안 된다. 또 불행하게 사고가 발생한 경우에는, 그 악영향을 되도록 방지할 필요가 있다.

그러나 저널리즘도, 일반 사람도 사고만 일어나지 않으면 그 밖의 의료의 질은 묻지 않는다는 경향이 있는 듯 느껴진다. 그 것은 이상하지 않을까? 텔레비전은 일단 켜지기만 하면 어떤 영상이라도 괜찮다든가, 스테레오는 소리만 나면 어떤 소리라 도 좋다는 것과 같은 난폭한 논의와 같다.

위에서 말했듯이, 마취의 선택은 수술의 최종 결과에 직접 관계된다. 그러므로 '어쨌든 살아서 무사히 수술실에서 나오기 만 하면, 도중의 마취의 질은 가리지 않는다'고 하는 것은 잘못 이다. 의료의 질이란 그런 것이 아니다. 그저 '대합실이 깨끗하 다'든가, '환자를 기다리지 않게 한다'든가 하는 것으로 결정될 일이 아니다. 물론 그것은 그런대로 중요하다. 하지만 병이 확 실히 낫고, 재발하지 않는 것이 진짜 의료이다.

제9장
수압식 인공호흡이 철폐를 이겼다

호흡 관리와 집중 치료

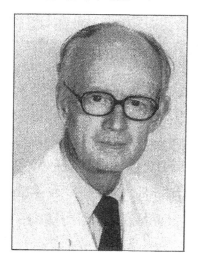

H. 벤딕센. 뉴욕 컬럼비아대학의 부학장, 의학부장으로 활약하고 있으며 보스턴, 샌디에이고, 뉴욕대학에서의 저자의 은사이기도 하다. 덴마크 출신으로 의학생 시절에 코펜하겐시의 폴리오 유행을 만나, 수압식 인공호흡을 며칠 동안이나 한 경험이 있다. 졸업 후 미국으로 이주하여 마취 의사가 되어, 의료에 있어서의 집중 치료, 호흡 관리법 확립에 큰 역할을 했다. 그 계기는 학생 시절의 경험이었다고 한다.

◆ 철폐에 의한 인공호흡

폴리오(Polio)라는 것은 폴리오바이러스가 척수로 감염돼 운동 마비를 일으키는 병이다. 현재는 우수한 백신이 만들어져서 거의 완전히 극복되었으나, 1960년경까지는 공중 위생 분야에서도 중대한 문제였다.

호흡 관리의 문제가 인공호흡을 중심으로 의료에 도입된 것은 1950년대의 일이다. 그것에는 이 폴리오의 대유행이라는 명확한 계기가 있었다. 그 경위를 돌이켜보면서 마취 의사가 이 문제와 관계해온 경과를 얘기하겠다.

'철폐(鐵肺)'라는 말은 현재도 살아 있을까? 30년 전에는 폴리오가 일본에도 있었다. 당시는 '소아 마비'라고도 불렸다. 이것도 그리운 호칭이다. 폴리오로 호흡을 할 수 없는 환자에 대한 수단으로써 철폐라는 방법이 있다는 것이 떠들썩하게 입에 오르내리고 있었다.

철폐는 인공호흡기의 하나인데, 현재의 인공호흡기와는 다르다. 환자를 커다란 쇠로 만든 통(탱크) 속에 넣고, 머리만 바깥으로 내어 목 주위를 밀폐한다. 그런 다음 통 속의 공기를 뽑아내면, 흉곽이 팽창하여 폐로 공기가 들어감으로써 작용하는 음압형(陰壓型) 인공호흡기이다. 철폐가 어떤 경위로 만들어졌는지는 분명하지 않지만, 보통의 호흡을 기계로 흉내 내려 했던 것은 쉽사리 상상할 수 있다. 철폐는 무게가 수백 킬로그램이나 되었다(그림 9-1).

철폐의 사고방식이 기본적으로 틀린 것은 아니지만, 그러나 여러 가지 점에서 불합리하다는 것을 설명하겠다.

첫째, 환자 본인이 불편하다. 머리 이외에는 탱크에 들어가

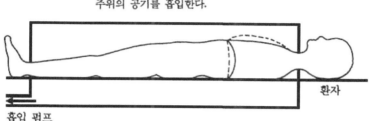

환자의 목부터 아래를 철제 탱크 속에 넣고,
주위의 공기를 흡입한다.

〈그림 9-1〉 철폐의 구조

있으므로 손을 쓸 수가 없다. 글씨를 쓴다든가 작업을 할 수가 없다. 자력으로 움직이는 것은 물론 불가능하지만, 크고 무거운 데다 부피가 커서 다른 사람에게 움직여 달라하기도 곤란하다. 게다가 목 주위를 꽉 막아놓기 때문에 강하게 압박돼, 여기에서 '욕창(得瘡)' 같은 반응이 발생한다.

  두 번째 결점은, 의료를 행하는 입장인 의사나 간호사 측의 불편이다. 어쨌든 환자가 탱크 속에 들어가 있으므로, 머리와 얼굴 이외에는 접근이 곤란하다. 주사도, 채혈도, 용변도 일일이 탱크를 멈추고 열지 않으면 안 된다. 물론 환자의 호흡은 그때마다 위험해진다.

  세 번째는 기계로서 불합리한 점이다. 폐의 용적은 2ℓ 정도이고, 폐포의 가스양을 합쳐도 5ℓ 이하이다. 한 번에 호흡하는 양은 0.5ℓ 정도이다. 폐를 0.5ℓ 팽창시키는 데는 60ℓ나 되는 신체를 100ℓ나 되는 탱크에 넣어 속의 공기를 뽑아내야 하기 때문에, 애당초 역학의 기본 법칙과도 들어맞지 않는다. 흡입 펌프의 힘이 세야 하고 소음도 크고, 전력도 든다. 장소도

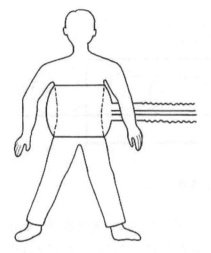

이 방법이라면 흉부가 팽창했을 때 횡경막이 잡아당겨져서, 결국에는 공기가 그다지 들어가지 않는다

〈그림 9-2〉
재킷형 인공호흡기의 구조

좁아진다.

　이런 결점을 보완하려고 자신이 어느 정도 호흡을 할 수 있는 환자를 대상으로 '재킷형 철폐'라는 것이 만들어졌다(그림 9-2). 이것은 전신을 탱크 속에 넣는 것이 아니라, 흉곽 부분만을 탱크에 넣어, 이곳의 공기를 드나들게 해 호흡하게 하는 것이다. 이것에 의해 전신형 철폐 결점이 일부 해결되었다. 그 대신 탱크의 공기를 뽑아내어 흉곽을 넓히면, 마비되어 있는 횡격막이 위로 올라가 버려, 폐가 그다지 팽창하지 않는다는 결점이 밝혀졌다.

　나는 전신형 철폐를 사용한 경험은 없지만 재킷형은 사용한 일이 있다. 그럭저럭 호흡은 할 수 있었으나, 재킷형에서도 과장된 구조와 소음에 시달려야 했다.

◆ 수압 주머니식 인공호흡이 철폐에 승리
-덴마크의 폴리오의 유행으로

1952년에 덴마크의 수도 코펜하겐시를 중심으로 폴리오가 크게 유행하여 많은 호흡 마비 환자가 발생했다. 이해 7월 이후 반년 사이에, 코펜하겐에서 폴리오 때문에 입원한 환자는 3,000명을 넘었고, 대부분 호흡 마비가 되었다. 초기에는 철폐를 사용했으나, 곧 철폐가 부족하여 수술실의 마취기까지 들고 나와야 했다.

당시 이미 덴마크를 비롯하여 유럽의 나라들에서는, 전신 마취의 사용이 어느 정도 확립되어 있어 마취기가 골고루 퍼져 있었다. 일반적으로 마취기는 인공호흡에 사용할 수 있다. 참고로 1952년의 일본은 미국과의 전쟁에 패한 후 겨우 점령 상태가 종결된 이듬해여서, 아직 마취기도 없었고 마취 전문가도 없었다.

마취에서는 기관 내 삽관을 하여 마취기로 인공호흡을 한다. 당시는 동력으로 움직이는 인공호흡기가 없었기 때문에 마취기에 달려 있는 고무백을 손으로 눌러 공기를 넣어 보냈다. 이 방법이 폴리오에 응용되었다. 즉, 폴리오로 호흡 마비가 된 환자에게 기관 내 삽관을 하거나, 기관을 절개해 마취기에 접속하여 인공호흡을 했다.

당시는 이와 같이 '밀어 넣는' 형식의 인공호흡은 수술의 마취에 한정되어 있었는데, 그것이 처음으로 수술실 바깥으로 나온 것이다. 백을 누르는 사람으로는 의학생이 동원되었으나, 금방 손이 모자라게 되어 일반 대학생과 지원자의 도움을 빌렸다. 이때의 경험으로부터 의학을 지망한 학생, 신경 질환이나 호흡 관리의 연구를 지망하는 의학생이 많이 나타났다. 폴리오의 대유행은 이듬해에 덴마크에서는 약간 수그러졌으나, 바다를 건넌 이웃 나라 스웨덴에도 나타나 같은 경험이 되풀이되었다.

폴리오의 대유행이 수습되고 나서 결과를 해석해 보자, 뜻밖의 일이 판명되었다. 당시의 표준으로 생각되고 있던 철폐에 용케 수용되었던 환자보다, 부득이 임시 변통으로 마취기와 기관 절개로 인공호흡을 받았던 환자 쪽이 생존율이 훨씬 더 높고 후유증이 적었다. 양압형(陽歷型) 인공호흡에 의한 호흡 관리의 유용성이 증명되었던 것이다.

현재의 표준적인 인공호흡법인 공기를 밀어 넣는 식의 양압형 인공호흡에 의한 호흡부전 환자를 돌보는 방법의 창시이다.

◆ 호흡 관리에 있어서 마취 의사의 역할 창시

이 폴리오의 유행은 마취 의사에게도 큰 사건이 되었다. 그때까지 폴리오 환자를 돌보는 일은 내과나 소아과 의사의 역할이었는데, 마취 의사가 수술실에서 나와 장기적으로 환자의 관리에 종사하게 된 것이다.

어쨌든 당시는 기관 내 삽관이 마취 의사의 특기이던 시대였다. 백을 누르는 방법에 익숙하고, 그것을 자신 있게 할 수 있는 것도 마취 의사뿐이었다. 기관에 가래가 막혔을 때, 그 가래를 뽑아내는 일에 익숙한 것도 마취 의사이다. 요컨대 폴리오 환자의 인공호흡에서 필요한 처치는 마취 의사에게는 익숙한 일이기 때문에, 그 역할을 하게 되었던 것이다.

내가 수술실 외에서의 인공호흡을 처음으로 본 것은, 의사가 된 1962년의 일이다. 당시 도쿄대학의 마취학 교실에서는 오

카다(岡田和夫) 교수[데이쿄(帝京)대학 마취과 교수]가 프랑스에
서 막 돌아오신 무렵으로, 이 분야에 매우 적극적이셨다. 그 오
카다 선생의 꽁무니를 따라다니면서, 인공호흡기를 나르고 했
던 일을 기억한다. 물론 나 자신은 아무것도 몰랐고 인식도 하
지 못했지만, 일본에서의 인공호흡에 의한 호흡 관리의 여명기
경험이었다.

◆ 그저 인공호흡을 할 뿐이었다
-장기 인공호흡의 창시와 인공호흡기의 개발

수술실의 인공호흡은 몇 시간이 걸리는 일이다. 이것에 대해
폴리오를 비롯한 호흡부전 환자의 인공호흡은, 며칠 내지 수
주간, 긴 것은 몇 년이나 걸린다. 덴마크에는 당시부터 현재까
지 인공호흡을 받고 있는 환자가 있다고 한다. 즉 40년 가까이
에 이른다. 두 가지 인공호흡에는 당연히 차이가 있다. 수술실
밖에서의 인공호흡을 '장기 인공호흡'이라고 부르는 일이 있는
데, 폴리오의 유행은 장기 인공호흡의 확립에도 큰 역할을 했
다. 즉 '호흡부전 환자를 적극적으로 인공호흡으로 돌보면 나을
가능성이 있다'는 것이 판명된 것이다.

호흡 관리의 여명기는 폴리오의 유행에 힘입은 바가 크다.
특히 폴리오라고 하는 것이 호흡 관리를 하기 쉬운 병이었다는
것도 중요한 요소이다. 폴리오에서는 폐 자체는 침범되지 않기
때문에, 근력만 회복하면 완전히 건강해진다. 폐가 건강하기 때
문에 산소 농도의 조정에 따라붙는 까다로운 문제도 없다. 간
장이나 신장 등의 다른 중요한 장기가 침범되는 일도 없고, 보
통의 식사를 시켜 체력을 유지할 수 있다. 환자는 젊고 건강하

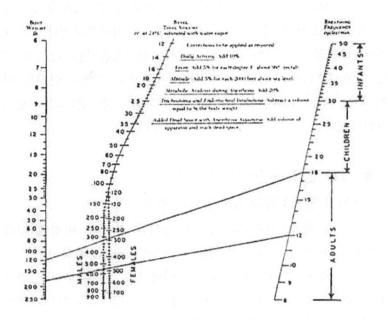

인공호흡 때에 '몇 cc로 몇 번쯤 호흡해야 할 것인가'를 결정하기 위해 만들어진 함수자. 현재처럼 '혈액을 측정하여 결정'하는 것은 호흡 초기에는 어려웠기 때문에 환자의 체중, 성별 등으로부터 대사량을 예측하고, 반대로 '이런 조건에서 인공호흡을 하면 정상으로 유지할 수 있을 것'이라고 하는 것을 이론적으로 예측하여 실험으로 확인한 것. 러더퍼드는 이것을 만든 호흡생리학자로서, 이 밖에도 폐의 표면장력의 문제를 비롯한 갖가지 업적을 쌓았다

〈그림 9-3〉 러더퍼드의 노모그램

기 때문에 감염에도 강한 것이 보통이다. 의식이 확실하고 지력(知力)도 침범되지 않기 때문에 의지나 희망을 표현할 수도 있다. 간호에 임하는 의사나 간호사도 버텨 나가기가 쉽다.

즉 당시의 호흡 관리는 '그저 인공호흡을 할 뿐으로'이었다. 기껏 가래를 뽑아내거나, 환자의 희망을 듣고 체위를 바꿔 주거나 할 정도였다. 그래도 환자로부터 완전히 떨어지지 않고 간호하는, 더욱이 생명에 가장 중대한 영향을 갖는 호흡을 담당해야 하고, 그것으로 생명을 연장시켜 회복으로 이끌어 갈 수 있다는 것은 의학과 의료의 혁명이었다.

또 하나 인공호흡기의 개발도 커다란 사건이다. 수술실에서는 수압식(手壓式)으로 인공호흡을 하고 있었다. 폴리오 때도 거의가 수압식이었으나 이 부분을 기계로 대체하자는 움직임이 생긴 것이다.

이리하여 장기간의 연속 사용에 견딜 수 있는 전동식 인공호흡기의 개발이 시작되었다. 수술실에서는 에테르나 사이클로프로페인을 사용하고 있었으므로, 이미 제작되어 있던 소수의 기계식 인공호흡기도 압축 공기를 동력으로 사용하는 것이었다. 전동식 인공호흡기는 폭발 염려 때문에 사용이 불가능했다. 그러나 수술실 바깥에서 폴리오 환자에게 사용하는 것이라면, 모터를 동력으로 하여 전기 회로로 컨트롤하는 것이 합리적이다.

◆ 집중 치료의 원류도 폴리오에서 시작되었다

폴리오의 유행은 현대 의료의 중심인 '집중 치료'의 원류 중하나이기도 하다. 폴리오 환자가 없어진 후에도, 다른 원인으로 발생하는 호흡부전 환자를 병원의 한군데에 모아놓고, 거기에서 인공호흡을 비롯한 필요한 치료를 하게 된 것이다.

나는 아주 약간이지만 호흡 관리 경험을 가진 후에, 뒤에서 설명하듯이 보스턴의 초기 집중 치료실에서 일했는데, 그때 이것의 유용성에 감탄하여 일본의 교수에게 '일본에서도 집중 치료실을 만들어야 한다'는 편지를 썼었다.

그 희망이 도쿄대학에서 아직껏 실현되지 못한 것은 놀라운 일이지만, 현재 일본의 의료 가운데서 집중 치료는 확고한 표준이 되어 있다.

◆ 모니터도 집중 치료실에서 시작되었다

또 하나 폴리오로부터 집중 치료에 이르는 과정 가운데서 중요한 요소가 있다.

그것은 앞 장에서 설명한 '모니터'이다. 환자의 상태를 항상 감시할 수 있는 측정기의 개발과 사용이다. 수술실의 마취에서도 당연히 존재했던 사고방식이기는 하지만, 집중 치료에서는 시간의 스케일이 길고, 환자의 중증도가 높은데도 수술실에서의 마취 의사처럼 환자 한 사람에게 의사 한 사람이 늘 붙어 있을 수는 없다. 그래서 기계로 대행하게 된 것이다.

내가 집중 치료실에서 처음으로 일하게 된 것은 1963년의 가을이다. 보스턴의 MGH(Massachusetts General Hospital: '매사추세츠 종합병원'이라고도 부른다)라는 병원인데, 당시에는 아직 수술실에서 좀처럼 사용하지 않았던 브라운관이 붙은 심전도 기계가 일상적으로 사용되고 있었다. 수술실에서는 연구용이었던 혈액 가스의 측정이, 집중 치료실에서는 하루 한 번 정도의 일상적인 측정이 되어 있었다.

◆ 인공호흡은 공기를 바꿔 넣을 뿐만 아니라 폐를 팽창시킨다

폴리오의 경험을 다른 호흡부전에 적용하여 인공호흡, 호흡관리를 해보고서 금방 알게 된 일이 한 가지 있다. 폴리오 때는 고려할 필요가 없었던 혈액 속의 산소가, 다른 호흡 부전에서는 부족한 일이 적지 않았다. 때마침 임상에서 사용이 가능하게 된 산소 전극으로 측정해 보니, 동맥혈의 산소가 매우 낮은 일이 있는 것이다. 당연히 산소를 공급해야 한다. 그래서 집중 치료실에는 반드시 산소가 배관되어 있다.

그러나 여기에서 이론과 현실 사이에 혼란이 생겼다. 당시의 학문적인 상식으로 말하면, 호흡 운동이라는 것은 혈액으로부터 탄산 가스를 씻어내기 위해 하는 것이고, 산소에 관해서는 어느 정도 호흡을 하고 있으면 호흡의 양은 굳이 관계가 없을 것이라고 생각했다. 흡입하고 있는 공기에 산소가 충분히 있으면, 동맥으로 어느 정도의 산소가 가는지는 인공호흡에서든, 자연호흡에서든 같을 것이다.

그런데 얼핏 보기에는 자력으로 충분히 호흡을 하고 있는데도, 산소가 낮은 환자에게 인공호흡을 하면 산소가 많아지는 현상을 보게 되었다. 그래서 인공호흡의 대상이 확대되었다. 현재 인공호흡의 대상이 되는 환자는 자력으로도 호흡은 할 수 있으나, 산소가 낮은 그룹이 많다. 이런 그룹의 환자가 처음으로 인공호흡의 대상이 되었던 것이다.

이 메커니즘이 명확히 인식되고, 증명되는 데는 상당한 시간이 걸렸다. 이것은 요컨대, 기관 절개나 기관 내 튜브로부터 밀어 넣는 형식의 인공호흡은 공기를 드나들게 하는 것뿐만 아니라, 압력을 가하여 폐를 팽창시키는 효과에 의해 폐의 기능 자체를 개선하는 것이다.

앞의 산소의 문제를 다루면서 '무기폐'를 설명했었는데, 인공호흡에 의해 압력을 가하여 폐를 팽창시키면 무기폐의 일부가 넓혀진다. 이것에 의해 혈액으로 산소가 잘 들어가게 된다. 중

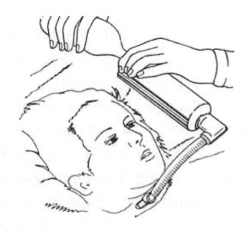

(a) 수압식 인공호흡기

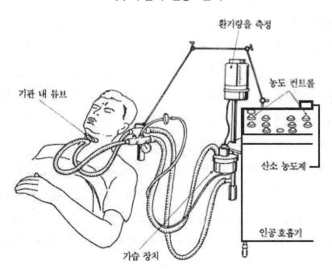

(b) 기계식 인공호흡기

〈그림 9-4〉 표준적인 인공호흡. 기관에 넣은 관으로부터 공기를 밀어 넣고,
수 초 후에 열어서 뱉어내게 한다. 이것의 반복으로 호흡한다

증의 폐렴이나 교통사고에 의한 폐의 장해 같은 경우는 폐 자체가 짜부라지기 쉽게 되어 있고, 이 경우는 압력을 가하여 팽창시키는 것이 효과적이다.

또 이 효과를 추구하기 위해 인공호흡의 날숨(호기) 때도 대기압에다 개방하지 않고 기관의 압력을 약간 양압으로 유지하여, 폐가 시들어드는 것을 방지하는 '호기종말양압호흡(呼氣終末陽歷呼吸)'이라는 인공호흡법도 개발되었다. 보통의 인공호흡과 마찬가지로 현재도 사용되고 있다.

◆ 인공호흡으로부터의 '이유'란?

영어로 '위닝(Weaning)'이라고 하면 보통 이유(離乳: 젖을 뗌)를 뜻한다. 그와 같은 말이 인공호흡, 호흡 관리의 세계에서도 사용된다. 그것은 다음과 같은 의미로 사용한다.

호흡을 잘할 수 없는 환자에게 인공호흡을 실시하여 병이 낫게 되면 인공호흡을 중지한다. 그런데 인공호흡이 며칠씩이나 걸릴 때는 단번에 뚝 중지할 수 있는 일은 드물며, 인공호흡에서 자기 자신의 호흡('자발호흡'이라고도 한다)으로 천천히 시간을 들여 전환시켜 갈 필요가 있다. 갑자기 어느 시점에서 뚝 자발호흡으로 바꾸는 것이 아니라, 인공호흡과 자발호흡을 혼합하여, 그것도 처음에는 인공호흡은 많게 자발호흡은 적게 하여 가다가 차츰 자발호흡을 늘리고 인공호흡을 줄여서, 최종적으로는 완전히 자발호흡으로 전환한다.

이 방법은 이유와 흡사하다. 이유도 갑자기 전환하는 것이 아니라 하루에 몇 번의 젖을 주는 동안 우선 한 번만 이유식을 조금 보태고, 이것에 익숙해지면 이유식의 횟수를 늘려 가는데,

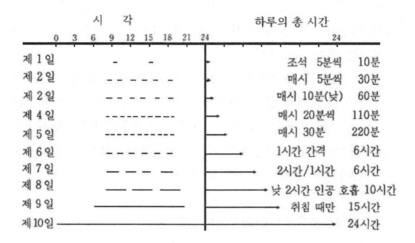

<그림 9-5> 인공호흡에서의 위닝 절차. 왼쪽은 하루의 스케줄
오른쪽은 그날의 자발호흡 시간의 적산

인공호흡으로부터 자발호흡으로의 전환도 마찬가지다. 이것을 발명한 사람이 누구인지는, 이유의 발명자가 누구인지처럼 분명하지 않다. 이유와 같은 말을 적용한 사람이 누구인지도 모른다. 하지만 인공호흡을 끊는 과정을 썩 잘 나타내고 있기에, 영어에서도 흔히 쓸 뿐더러 일본어에서도 그대로 사용하고 있다.

최근에는 인공호흡을 끊는 일뿐만 아니라, 의료의 다른 면에서도 뭔가를 조금씩 끊어가는 것을 의미하는 데에 같은 말을 사용하고 있다. 이를테면 호흡 자체는 할 수 있지만 폐가 극도로 나쁜 사람에게는 산소를 흡입시키는데, 병이 나아 산소를 끊을 때에도 단번에 끊지 않고 '산소로부터 위닝한다(산소를 차츰 감소시켜, 마지막에는 공기만으로 호흡한다)'는 식으로 사용하고 있다.

위닝은 병의 경과뿐만 아니라, 환자의 기초 체력이나 버텨 나가려고 하는 기력, 그 밖의 여러 가지 요소에 영향을 받기 쉽고 호흡 관리 중에서도 어려운 부분이다. 고려해야 할 요인이 많아 정식화하기가 어렵다.

이 점에서 위닝은 악기나 어학의 습득이라든가, 운동의 트레이닝과 비슷한 면이 있다. 실제로 '이것은 꽤 심한 트레이닝이구나'하고 느껴지는 경우가 적지 않다. 그러나 어쨌든 '점점 좋아지고 있다'는 증거이므로, 환자는 물론 의사나 간호사도 기뻐하고 격려해 가면서 실행할 수 있는 부분이다.

호흡 관리에 종사하는 의사나 간호사는 위닝을 아주 좋아한다.

◆ 약물 중독과 마취 방법-약과 방법의 충돌, 그 승패

폴리오의 유행이 진정되고 집중 치료가 시작되던 무렵, 마취 의사의 또 다른 일인 약물 중독 치료에 대한 도전이 시작되었다. 1960년경의 일이다. 약물 중독에 대한 당시의 사고방식은 '해독제' 또는 '길항제(拮抗劑)'가 중심이었다. 현재도 그 흔적이 있다.

어떤 약을 분해하여 작용을 없애 버리는 것이 '해독제'이고, 이것에 대해 약 자체는 남아 있되 작용을 지워 버리는 것이 '길항제'이다. 어쨌든 중독을 일으키고 있는 약을 어떻게든지 중화시키자, 그것이 불가능하다면 하다못해 중독으로 침범된 호흡을 약으로 자극시키자, 수면약으로 의식이 저하되어 있다면 흥분약을 주어 깨게 하자는 사고방식이다.

그런데, 수술실에서 마취를 하면서 약물의 작용을 관찰하고, 호흡이나 심장 문제를 매일 다루고 있는 마취 의사는 좀 다른 접근 방식을 취한다. 약의 작용은 기다리고 있으면 반드시 끊어진다. 그러므로 약물의 작용 자체가 중요한 장기를 손상하는 것이 아닌 한, 약물의 존재 자체를 두려워할 필요는 없다.

그보다도 부차적으로 생기는 문제를 확실히 처치해 나가는 일이 중요하다. 이를테면 수면약 중독에서는 수면약이 뇌세포를 직접 파괴하는 일은 없다. 순조롭게 경과하면 후유증은 남지 않는다. 그러나 중독 때는 구토가 연달아 발생한다. 이때 토한 것이 기관으로부터 폐로 들어가면 강한 폐렴이 되어 산소가 부족하게 되고, 뇌를 침범당해 생명이 위험해진다. 폐 자체에도 후유증이 남는다. 또 수면약은 교감신경의 중추도 잠들게 하기 때문에 혈압이 내려가 심장이나 신장이 다친다. 또 호흡이 억제됨으로써 산소 부족이 첨가되어 뇌세포가 죽게 된다.

마취는 넓은 의미에서 수면약 중독의 일종이다. 그때는 환자를 어떻게 다루어야 할까? 뱉어낸 것이 폐로 들어가는 것을 기관 내 삽관으로 방지할 것, 산소를 충분히 공급할 것, 호흡이 부족하면 인공호흡을 할 것, 혈압이 내려가지 않게 수액에 강심제, 승압제(昇壓劑)를 투여할 것 등이 수술실에서의 마취 방법이다.

이 방법을 수술실 바깥에서 약물 중독 환자에게 응용하려는 것은 매우 자연스런 일이다. 그러한 접근으로 이 문제를 해결하려 하니 굉장한 결과가 나왔다. 수면약 중독은 사망률이 수십 %나 되었는데, 그것이 단번에 한 자릿수로 내려가고, 이어서 제로가 되었다.

현재 약물 중독 치료는 이렇게 생각하고 처치하는 것이 표준적인 치료 방법으로 확립되어 있다. 원리만 이해한다면 담당자가 반드시 마취 의사일 필요는 없지만, 다만 호흡이나 심장의 문제를 직접 다룰 수 있는 의사일 것이 요구된다.

'중독 전화 110번'이라는 것을 설치하여 중독 문제와 적극적으로 대결하며, 이 분야에서의 의료 체제 확립에 매진하고 있는 것이 쓰쿠바(抗波)대학의 나이토(內廢格史) 교수를 중심으로 하는 그룹인데, 이들은 마취과 사람들이다.

◆ 집중 치료실에 배치되어 괴로웠던 이야기

내가 1963년 가을에 MGH라고 하는 보스턴에 있는 병원의 집중 치료실에서 근무했다는 것은 앞에서 말했지만, 이것과 관련된 일을 두세 가지 얘기하겠다.

미국으로 간 것은 6월 말로, 7월 초부터 수술실에서 마취 의사로 일하기 시작했다. 일본에서 1년 남짓 마취 의사로서의 경험이 있었고, 영어 회화도 어느 정도는 할 수 있었기 때문에 수술실에서의 일이 특히 힘들다고 느껴지지는 않았다. 그래도 역시 영어로 말하는 것은 큰일이라, 기숙사의 전화벨이 울리면 스트레스를 느꼈다. 환자가 깨어 있으면 문답으로 해야만 하니까 척추 마취나 경막 외 마취로 할 수 있는 수술도 전신 마취를 사용해 버리는 일이 많았기 때문에 지도 교수님께 놀림을 받았던 일을 기억하고 있다.

그런데, 2개월 후에 배치된 데가 집중 치료실이었다. 집중 치료실에서는 환자가 깨어 있다. 더욱이 내게는 어떤 일이 일어났고, 어떤 일이 행해지고 있는지 잘 모를 일들뿐이었다. 주치 의사에게 상태를 보고하거나, 주치 의사로부터 지시를 받거나, 병원의 여러 곳으로 가서 관련된 일을 하는 등 하는 일이 모두 새로운 경험이었다. 이를테면 수술실에서는 환자가 죽는 일은 좀처럼 없다. 설사 죽더라도 그것에 따라붙는 사망진단서의 기재나, 병리 해부를 위한 교섭 등은 마취 의사의 역할이 아니다. 외과 의사가 담당해 준다. 그런데 집중 치료실에서는 마취 의사가 해야 하는 일이다. 그런 새로운 일을 한나절 반을 계속하고 반나절 쉬는 생활을 한 달 동안 계속하고, 집중 치료실의 배치가 끝났을 때는 진이 쏙 빠졌었다.

내가 이렇게 이른 시기에 집중 치료실에 배치된 이유는 잘 모르지만, 미국인들은 외국어를 말하는 일이 얼마나 큰일인지를 모르기 때문이 아니었을까 하는 생각도 들고, 또 그보다는 1년의 마취 경험이 있는 내게, 일찌감치 이 집중 치료실의 배치를 마치게 하자는 배려도 있었을 것이다.

지금에 와서 돌이켜보면, 이것이 큰일이었던 것은 당연하다. 집중 치료실이라는 것이 세계적으로 드물었던 시대에, 미국인이 하는 방법과 사고방식을 모르는 인간이 거기에 섞여서 부자유한 회화로 일을 했으니까 말이다.

스스로도 만족스럽지 못하다는 마음이 강했기 때문에, 이듬해에 다시 한 번 배치를 지원했다. 두 번째는 미국에 체류한 지 1년 반이 경과한 시점이었는데, 똑같은 생활인데도 불구하고 이번에는 아무 스트레스도 없이 '이런 일이 왜 괴로웠을까' 하고 우습게 느껴졌었다. 어쨌든 집중 치료실에서의 경험이 너무 흥미로웠기 때문에, 3년째에는 집중 치료실을 중심으로 하여 연구 생활을 하게 되었다.

현재도 폐와 호흡을 중심으로 한 관련 문제를 전문으로 하고 있다.

◆ 철폐의 부활

폴리오를 중심으로 하여 기관 절개와 양압 호흡에 의한 호흡 관리가 의료에 도입되자, 철폐는 금방 자취를 감추게 되었다. 나는 오리지널 철폐가 병원 한구석에 놓여 있는 것을 보았을 뿐, 실제로 사용한 적은 없다.

그러나 최근에 다시 철폐, 특히 재킷형이 부활하는 기운이 있다. 그것은 인공호흡의 대상이 되는 환자가 증가하고, 일부 환자는 자택에서 인공호흡으로 살 수 있게 되었다는 것과 그 경우에는 기관 절개가 아니라 입이나 코로 호흡하는 게 여러 가지로 편리하기 때문이다. 특히 온종일 인공호흡을 계속할 필요는 없으나 완전히 자연호흡을 계속하는 것은 곤란하다는 환자는 야간의 수면 때에만 호흡을 보조하면 된다. 그러기 위해서는 기관 절개로 기관에 구멍을 뚫기보다는, 침대를 연구하여 수면 중에 재킷을 입기 쉽게 해주면 보다 나은 생활을 할 수가 있다.

물론 1950년대와 비교하면, 인공호흡기도 훨씬 소형, 경량인 데다 쓰기 쉬운 것이 만들어지고 있다. 플라스틱 공업의 진보와 전자공학, 컴퓨터가 진보한 덕분이다. 현재는 아직 시용 단계이지만, 호흡기나 신경 계통에 만성 질병이 있는 사람에게는 큰 희소식이 될 것이 확실하다.

제10장
또 하나의 마취 응용

페인 클리닉(Pain Clinic)

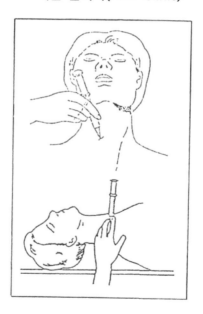

별신경절 블록 방법의 도시

◆ 통증은 치료해야 하는 것

'통증'이 주된 증상인 병, 또는 통증의 원인을 직접 치료하기가 곤란한 병이 증가하고 있다. 이 그룹의 치료를 중심으로 하는 것이 페인 클리닉(Pain Clinic)으로 마치 의사가 개척한 영역이다. 이 장에서는 통증 자체를 낮게 한다는 것의 의미, 수술후의 통증을 어떻게 멈추느냐, 통증을 멈추기 위한 시설인 '페인 클리닉'에 관한 일, 그 페인 클리닉과 마취 의사와의 관계등을 설명한다.

우선 처음에 '통증은 치료해야 하는 것이다'라는 점을 설명하겠다. 통증이라고 하면 병의 증상, 몸이 나쁘다는 것의 경보라는 면이 강조되고, 통증 자체를 치료한다고 하는 사고방식은 아직 보급되어 있지 않다.

이를테면 대상포진(帶狀植逐)이라는 것은 피부가 짓물러서 생기는 바이러스성 병인데, 그런 한편에서 강한 통증이 일어난다. 그 경우 담당 의사는 피부의 치료는 정성을 다해 하는데도, 통증은 며칠이면 나을 것이라고 하여 때워버리는 일이 많다.

애초 통증이 경보(警報)라고 한다면 통증 자체를 치료하는 것은 모처럼의 경보를 멈추어 버리는 것으로서, 경보기의 스위치를 꺼버리는 일이기 때문에 안 될 일이다라는 느낌을 가질지 모른다.

그러나 통증 자체를 치료한다는 것은 매우 중요한 일이다. 원인을 모르기 때문에, 원인을 제거할 수 없기 때문에, 통증만을 치료한들 의미가 없다고 생각한다면 잘못이다. 경보에서도 원인을 알고 대책을 세우게 되면 당연히 스위치를 끈다. 신체의 경보도 원인을 알았으면 스위치를 꺼도 된다.

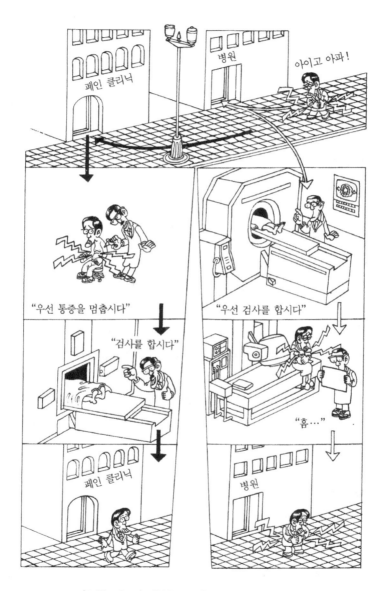

〈그림 10-1〉 우선 통증을 없애는 것이 기본

통증을 그대로 두면 낮의 활동과 밤의 수면까지 방해를 받아 쾌적한 생활이 저해된다. 다른 일에 정신이 팔려 잊어버리고 있는 듯이 보여도, 모르는 사이에 심호흡을 하거나 맥박이 빨라져 그만큼 헛된 체력을 소모한다. 그러므로 통증을 없애는 것은 건강에 중요한 일이다. 통증을 없애는 효과는 일시적인 것에 지나지 않는 일도 있다. 하지만 일시적으로라도 통증이 없어지는 것은, 마치 일상생활에서 야간이나 휴일의 휴식이 중요하듯이, 건강에 좋은 결과를 가져다준다.

◆ 여하튼 통증을 없애지 않으면

현재 수술이 아픈 것은 당연한 일이라고 생각하는 사람은 없을 것이다. 수술을 할 때 어떤 마취를 받는다는 것은 거의 대부분의 사람이 알고 있다. 그러나 그런 사람들도 수술 후가 아픈 것은 당연한 일이라고 생각하고 있지 않을까?

수술 자체의 통증과 수술 후 상처의 통증은 정도가 전혀 다르기 때문에, 이렇게 생각하는 것도 무리가 아니다. 그러나 수술 후의 통증을 완화시키는 방법에 관해서도 꽤 여러 가지 방법과 약이 개발되어, 현재는 상당히 편안해졌다는 것을 알아주었으면 싶다. 그리고 서슴지 말고 의사와 상의하고, 경우에 따라서는 요구를 제시하기 바란다.

가능하면 수술 전에 미리 상의하여 방법을 검토해 두기를 권한다. 일본의 의료에서 아직 그것이 당연한 일인 것은 아니지만, 사전에 상의를 하면 그것에 대응할 여유가 있기 때문이다.

◆ 수술 후의 통증을 멈추어야 하는 필요
-경막 외 마취의 또 하나의 의미

마취법으로서의 경막 외 마취의 의미는 앞에서 설명했다. 경막 외 마취는 통증을 제거하는 동시에, 교감신경의 기능을 억제하는 작용('교감신경 블록'이라고도 한다)이 강력한 것이 특징이다. 그런데 이 방법에는 통상의 전신 마취나 척추 마취에는 없는 특징이 또 하나 있다. 그것은 수술 후의 통증에 대한 응용이다.

경막 외 마취에서는, 수술 전에 척수 가까이에 플라스틱의 가느다란 관(카테터)을 삽입해 둔다. 이 카테터는 수술 후에도 그대로 두게 할 수가 있고, 1주일 내지 10일 정도는 계속하여 사용할 수 있다. 수술이 끝난 후에 이 관에 약을 주입함으로써 수술 상처의 통증을 제거할 수 있다. 수술로 자르거나 꿰매는 처치에서 일어나는 통증에 비교하면 다 꿰맨 후의 상처의 통증은 훨씬 약한 것이기 때문에 수술의 마취만큼 강력한 마취는 필요하지 않다. 또 수술에서는 근육을 부드럽게 하기 위해서도 강력한 마취약을 사용하지만, 수술 후는 근육에 대한 작용이 필요하지 않다. 그러므로 비교적 약한, 부작용이 적은 마취약을 경막 외에 사용하는 것으로 목적을 달성할 수 있다.

수술 후의 통증이라는 것은 그저 아프고 괴로운 것만은 아니다. 통증이 강하면 심호흡도 기침도 할 수 없고, 일어나기도 곤란하기 때문에 결과적으로 가래가 괴어, 무기폐나 폐렴의 근원이 된다. 통증이 강하면 장관의 활동도 방해되고, 식사도 취할 수 없기 때문에 체력의 회복도 늦어진다.

그러므로 수술 후의 통증을 없앤다는 것은 중요한 일이다.

수술 후의 통증을 없애는 것은 그것으로 편안해진다고 하는 무의미하고 사치스런 일만은 아니다. 건강의 회복이라고 하는 수술 본래의 목적에 부합하는 것이다.

모르핀과 같은 약물을 경막외강(硬膜外腔)에 주입하면 통증을 없애는 효과가 있다. 척수의 통각 세포는 모르핀에 반응하기 때문이다. 이 방법에 의한 진통의 세기는, 모르핀을 정맥 주사한 경우의 2배에서 5배 정도이고, 진통의 지속은 3~5배나 기므로, 전체 투여량은 10분의 1 이하이다. 또 주된 작용점이 뇌가 아니고 척수이므로 몽롱해지거나 졸립게 되거나 하는 부작용도 적다. 도쿄대학 마취학 교실의 하나오카(花岡一雄) 교수는 이 방면 연구의 추진자이다.

◆ 통증을 멈추는 시설-마취과 외래와 페인 클리닉

통증을 멈춘다는 일을 중심으로 하여 생긴 시설이 페인 클리닉이다. '페인(Pain)'은 통증, '클리닉(Clinic)'이란 진료소를 말한다. 대학이나 큰 병원의 마취과는 페인 클리닉을 설치하여 통증 치료에 적극적으로 나서고 있다. 도쿄대학에서는 조직상의 편리로 '마취과 외래'라고 부르고 있는데, 니시타테노(西立野硏二) 교수를 중심으로 페인 클리닉 치료를 하고 있으며, 누마타(沼田克雄) 교수와 나도 참가하고 있다.

페인 클리닉에서의 처치는 뒤에서 설명하는 신경 블록을 중심으로 침 치료나 식사 지도, 운동 처방 등 여러 가지 방법을 조합하고 있다. 물론 표준적인 진통약도 사용하고, 경우에 따라서는 원인 치료의 가능성도 추구한다. 의사뿐만 아니라 침 치료에는 침구사(鍼灸師)도 참가한다. 통증 치료에는 생활 지도가

〈표 10-1〉 페인 클리닉으로 치료를 권하고 싶은 병과 증상

증상	병명	페인 클리닉에서 하는 블록
두통	편두통	별신경절 블록
난청	돌발성 난청	별신경절 블록
급성 통증과 발진	대상포진	각종 블록
얼굴의 심한 통증	삼차 신경통	삼차 신경 블록
견비통	견비통	각종 신경 블록
갑자기 팔이 움직이지 않음	사십견(四十肩)	각종 신경 블록
허리 삠	요부근 손상	경막 외 블록
	추간판 헤르니아	경막 외 블록
만성 요통	변형성 척추증	경막 외 블록
하지 후면의 통증	좌골신경통	경막 외 블록, 교감신경 블록 (헤르니아나 변형성 척추 증이 병존)

중요한데, 이 점에서는 베테랑 간호사의 역할도 크다.

통증 치료라고 하면 우선 '통증을 멈추는 약', 의학 용어로는 '진통약'이 있다. 내복용, 좌약용, 주사용, 피부 첨부용 등 여러 가지가 있다.

일반적으로 진통약 자체의 작용 시간은 몇 시간 정도로 짧지만, 그렇다고 해서 진통약을 사용한 효과가 그 몇 시간에만 한정되는 것은 아니다. 통증을 느끼는 것은 신체의 조건에 따른 영향이 크기 때문에, 약 자체의 작용은 짧아도 통증이 멎고 수면을 충분히 취할 수 있어 몸이 회복되는 효과가 보태지면, 결과적으로는 약의 효과가 더 길게 지속되기 때문이다.

진통약의 효험에는 두 가지가 있다.

하나는 혈액으로 들어가는 데까지는 마찬가지지만, 그 이후로는 통증이 발생하고 있는 부위(병이 생긴 곳)에 효과를 미쳐 통증을 멈추는 것과, 통증을 느끼고 있는 부위(뇌나 척수)에 작

178

용하여 통증을 멈추는 것 두 가지이다. 아스피린은 병이 생긴 곳에 효과를 발휘하여 통증을 멈추는 약의 대표이고, 모르핀은 통증을 느끼는 곳에 작용하여 통증을 멈추는 약의 대표이다.

통증 치료에는 또 하나, 통증을 전달하고 느끼는 경로 도중에 직접 약물을 작용시키는 방법이 있다. 이것을 '신경 블록 (Block)'이라고 한다. 신경 블록은 페인 클리닉의 중심적인 손 기술이다. 그것은 페인 클리닉을 개발한 마취 의사가 신경 블록을 장기로 삼고 있기 때문이다.

신경 블록은 통증이 일어나고 있는 부위에 연결되는 신경을 마비시켜 통증을 제거하고 동시에 근육의 이상 수축을 없애 피의 흐름을 좋게 함으로써 효과를 나타낸다. 피의 흐름이 나쁘면 통증이 일어나는데, 그 통증을 감싸려고 근육이 수축하면 근육의 수축으로 피의 흐름이 방해되어 통증이 더욱 심해진다. 즉 '악순환'이 일어난다. 이렇게 되면 통증이 고착화되어 버린다. 이때 신경 블록으로 통증을 제거하면 근육의 수축도 진정되어 혈류가 개선되기 때문에 효과가 매우 극적이다.

이런 경우에는 통증을 없애는 것 자체가 통증의 근본 치료이다. 신경 블록에 국소 마취약을 사용했을 경우, 약 자체의 효과는 본래 수 시간밖에 지속되지 않을 테지만, 이런 악순환을 끊는 작용이 보태지면 신경 블록의 효과는 며칠씩 미치게 된다.

◆ 통증은 낫고, 낫게 할 수 있다

우선 알아주었으면 하는 것은, 통증은 기본적으로 '낫기도 하고, 낫게 할 수 있다'는 점이다.

생활에 지장이 없을 정도로 통증을 완화시키는 것은 반드시 가능한 일이다. 치료의 난이도, 기간의 장단은 있지만 거의 정상으로 돌아갈 수 있다. 치료의 시작이 늦어지면 길어질 것이다. 그러나 본래의 병이 무엇이건 치료가 가능하다. 이것이 대학이나 큰 병원에 있는 페인 클리닉의 기본적인 사고방식이다.

통증은 그 자체를 치료하는 것이 바람직하다. 강한 통증도, 완고한 통증도 각종 진통법을 조합하여 통증과 싸우거나 친숙해지면서 반드시 나을 수 있는 것이다.

◆ 헤르페스(대상포진)-급성 대상포진과 페인 클리닉

페인 클리닉에서의 활동 상태를 설명하기 위해, 최근 주목을 받고 있는 대상포진(帶狀疱疹)을 예로 들어 치료의 진행 방법을 살펴보기로 하자.

대상포진은 '헤르페스'라고도 하지만, 헤르페스에는 대상포진 이외의 종류도 있기 때문에 양자는 동의어(同義語)가 아니다.

대상포진은 대상포진 바이러스가 피부와 신경에 감염돼 일어나는 병이다. 이 바이러스는 수두(水痘: 작은 마마) 바이러스와 같은 것으로, 어릴 적에 수두에 걸렸던 사람의 신경에 정착해 몸이 약해져서 면역력이 없어졌을 때 등에 '대상포진'으로서 나타나는 듯하다.

증상은 피부의 발진인데, 해부학적으로 신경 분포를 따라 생기는 것이 특징이다. 가슴이나 복부에서 늑간신경은 등뼈에서 신체를 따라 약간 내려가면서 반을 돌기 때문에, 대상포진도 이런 형태로 나타난다. 대상포진에는 최근 바이러스에 효과가 있는 주사약이 개발되어 진행을 억제할 수 있게 되었다. 그러나 병 자체가 당장에 낫는 것은 아니기 때문에 피부와 신경의 치료가 필요하다.

대상포진은 꽤나 아픈 것이 특징이다. 그것은 병이 피부뿐만 아니라 신경도 상하게 하기 때문이다. 일반적으로 피부는 증상이 심할수록 통증도 강하지만, 대상포진은 피부의 증상은 심한데도 통증이 거의 없는 것, 반대로 통증이 세어 혈액 검사로 조사하면 확실히 대상포진인데도 피부 증상이 전혀 없는 것 등 여러 가지 형태가 있다.

대상포진에 걸리면 피부의 상처를 치료받을 뿐만 아니라 페인 클리닉을 찾는 것이 좋다. 이유는 두 가지가 있다. 피부도 물론 치료해야 하지만, 동시에 대상포진 특유의 강한 통증도 치료해야 한다.

이 통증의 치료에는 페인 클리닉에서 하는 신경 블록이 매우 효과적이다. 어느 신경을 '블록'할 것인지는 대상포진의 장소에 따라 다르고, 환자의 전신 상태에 따라서도 다르다. 그러나 특히 신경 블록이 통증에 유효하다는 것은 틀림없는 사실이다.

이 밖에 신경 블록을 하면 피부병의 치유가 빠르다는 의견도 있다. 또 신경 블록을 하면, 다음에 설명하는 대상포진 후 신경통이 되기 어렵다는 의견도 있다. 이러한 의견도 유력하지만 반론도 있어 확실하다고는 말할 수 없다. 하지만 신경 블록으로 통증이 제거되는 것은 틀림없는 사실이므로, 그것만으로도 페인 클리닉의 가치는 있다.

◆ 대상포진 후 신경통(헤르페스 후 신경통)이라는 귀찮은 병

대상포진의 피부염이 나은 후에 강한 신경통이 남는 일이 있다. 이것을 '대상포진 후 신경통' 또는 '헤르페스 후 신경통'이

라고 한다. 헤르페스 중에서 신경통을 일으키는 것은 대상포진 뿐이므로, '대상포진'과 '헤르페스'가 동의어는 아니지만 대상포진 후 신경통과 헤르페스 후 신경통은 같은 뜻으로 사용한다.

대상포진 후 신경통도 본래의 피부병이 강할수록, 또 급성인 시기에 통증이 셀수록 만성 통증이 강하게 남는 듯하다. 또 젊은 사람은 근본 대상포진이 되기 어렵고, 대상포진이 되더라도 신경통으로는 남지 않지만, 나이가 많은 사람에게서는 신경통으로 남기 쉽다.

물론 예외는 얼마든지 있다. 피부병이나 급성기의 통증은 적었는데도 귀찮은 신경통만 오래 남는 일도 있고, 젊은 사람에게서 강한 신경통이 남는 일도 절대로 없다고는 할 수 없다.

대상포진 후 신경통은 급성 대상포진을 발단으로 하여 일어난다. 그러나 대상포진 대부분이 신경통을 남기지 않고 낫고, 일부가 대상포진 후 신경통으로 옮겨갈 때에 그 분기점이 급성기 치료법의 좋고 나쁨에 있는 것인지, 또는 치료와 관계없이 신체의 다른 요인에 의하는 것인지, 또는 병의 종류, 바이러스 자체가 처음부터 다른 것인지 하는 문제는 의학적으로 아직 해결되지 않았다.

급성 류머티즘열과 만성 관절 류머티즘은 전에는 같은 질환이라고 생각했다. 급성 류머티즘열은 심장판막증의 근원이 되는 병인데, 그것이 만성화한 것이 관절 류머티즘이라고 생각했던 것이다. 그러나 현재는 양자가 완전히 다른 질환이라고 보고 있다.

현재는 급성 대상포진과 나중에 신경통이 일어나는 대상포진이 같은 병이라고 생각하고 있으나, 간단히 나아버리는 대상포

182

진과 완고한 신경통으로 옮겨가는 대상포진은 어쩌면 다른 병일지도 모른다.

◆ 대상포진 후 신경통과 급성기의 예방

대상포진의 급성기에 충분한 치료를 함으로써, 만성인 대상포진 후 신경통으로 옮겨가는 것을 방지할 수 있느냐, 없느냐는 것도 과학적으로는 미해결의 문제이다.

급성 대상포진은 그리 큰 치료를 하지 않아도 나아버리는 것이 적지 않은 한편, 충분한 치료를 거듭해도 신경통으로 옮겨가버리는 환자도 확실히 존재한다.

'급성기에 적절한 치료를 하면 대상포진 후 신경통으로 옮겨가는 일이 적은 듯하다'고 나도 생각하고 있지만, 이것은 어디까지나 가설이고 증명되지는 않았다. 또 설사 증명을 할 수 있다고 한들 옮겨가는 일이 적을 뿐 확실히 방지할 수 있는 것은 아니다.

◆ 대상포진 후 신경통은 낫는다

만성 신경통이 되어 버리면 처치할 방법이 없을까? 그런 일은 없다. 첫째, 대상포진 후 신경통은 기본적으로 나을 수 있는 병이다. 생활에 지장이 없을 정도까지 통증을 완화하는 것은 반드시 가능하다. 신경 블록이나 진통약을 잘 조합하면 꽤 편해진다. 신경통의 통증은 언제나 같은 통증이 아니기 때문에, 특별히 괴로울 때에만 블록하거나 강력한 약을 사용해 일상생활을 조기에 회복할 수 있다.

페인 클리닉을 통해서 오는 이 병의 환자 중에는 경과가 오래된 사람이 확실히 많다. 그러나 그 경우에도 1년 전, 2년 전과 비교하면 통증은 확실히 개선되고 있으며 활발한 생활을 할 수 있게 되었다. 다른 병에서는 10년에서 20년이라는 경과를 더듬어 오면서도 여전히 같은 통증을 반복하는 것이 있는데, 대상포진 후 신경통에서는 그런 일이 없다.

둘째, 이 병에는 치료 개시가 너무 늦었다는 따위의 특정 기한이 없다. 치료 개시가 늦어졌더라도 기회를 놓친 것은 아니다. 출발이 늦으면 그만큼 목표 달성이 늦어질 것이고, 치유에 이르는 기간이 길어질지 모른다. 그러나 대상포진 후 신경통이 급성기에 치료하지 않으면 낫지 않는다는 것은 틀린 말이다. 근본 병 자체가 만성 질환이기 때문에 급성기에 치료하라는 것은 이치에 닿지 않는다. 급성기에 치료하는 것이 효과가 있다면 만성 신경통의 예방법으로서의 효과인 것이다. 예방은 예방으로서 의의가 크다고는 하더라도 치료가 불가능한 것은 아니다.

대상포진 후 신경통은 병 자체가 진행되는 일은 없다. 느릿한 경과이기는 하지만 확실히 치유되어 간다. 각종 진통법을 조합하여 통증과 싸우거나 친해지는 방법을 환자 자신이 몸에 익혀 가족이나 의료 담당자와 협력해 나가면 시간이 경과함에 따라 통증은 반드시 완화된다.

대상포진 후 신경통의 경과가 오래가기는 하지만, 확실히 낫는 병이다.

◆ 적용 범위가 넓은 별신경절 블록

페인 클리닉에서는 여러 가지 블록을 사용하는데, 그중에서 적용 빈도가 단연 높은 것이 별신경절 블록이다. 그것을 설명해 두기로 하자.

이 블록은 목덜미의 쇄골 조금 위에서 침을 꽂아, 국소 마취약을 수 ㎖ 정도 주입한다.

별신경절 블록을 하는 위치에는, 교감신경 중 목에서부터 머리와 상지(上肢: 팔과 손)를 지배하는 부분이 모여 있다. 여기로 약이 들어가서 이 부위의 교감신경이 차단되면, 머리와 상지의 교감신경 기능이 약화한다. 교감신경은 혈관을 수축시키기 때문에 이 블록이 혈관을 넓혀 피의 흐름을 좋게 하는 기능이 있다는 것은 알고 있지만, 별신경절 블록의 효과가 그것뿐인지, 다른 작용도 있는지 분명하지 않은 부분도 있다.

별신경절 블록의 대상이 되는 병은 실로 여러 가지이다. 레이노(Raynaud) 병이라는 것은, 손의 혈관이 원인 불명으로 이상 수축을 해 피의 흐름이 나빠지고 손끝이 하얗게 되는 병으로 별신경절 블록이 유효한데 이것은 당연한 일이라 할 수 있을 것이다. 그러나 편두통은 발작적으로 눈이나 머리가 아파지는 병으로, 심한 통증이 발작할 때는 혈관이 확장되어 있기 때문에 별신경절 블록으로는 효과가 없을 터인데도 강한 효과를 보는 일이 있다. 앞에서 말한 대상포진에도 효과가 있거나(물론 상지와 목부터 위쪽), 안면 마비에도 효과가 있는 듯하다. 최근은 삼나무 화분증(杉木花粉症)과 같은 코 알레르기에도 효과가 있다고 하지만, 이것도 메커니즘은 분명하지 않다. 게다가 삼나무 화분증이라 하여 누구에게나 듣는 것은 아니다. 하지만 일부 사람에게 듣는 것은 틀림없다.

별신경절 블록은 기술적으로 용이하고 합병증이 그다지 일어나지 않는다. 시행 후 수 시간 눈이 충혈되어 갑갑한 점, 반대

〈표 10-2〉별신경절 블록의 대상이 되는 여러 가지 병

증상	병명	그 밖의 치료	주
두통	편두통	약도 병용	
	근 긴장성 두통	약도 병용	
난청	돌발성 난청		
안면 마비	안면 신경 마비	약도 병용	새로운 것에 유효
얼굴의 경련	안면 경련	약도 병용	
급성 통증과 발진	대상포진		부위가 머리, 얼굴에서부터 위쪽, 흉부인 경우
얼굴의 심한 통증	삼차 신경통		축종 등의 원인이 있을 때는 유효. 진성인 것에는 효과가 작다
코가 막힘	알레르기성 비염		두드러진 효과가 있는 경우도 있다
견비통	견비통		목욕으로 편해지는 것에 특히 유효
갑자기 팔이 움직이지 않음	사십 견비통	완만한 운동	
손, 팔의 혈류가 나쁨	레이노 병	다른 블록도 있음	

로 코가 막히는 점, 눈꺼풀이 무거운 느낌이 나는 점 등은 합병증이라기보다는 별신경절 블록의 본래 작용이라고 해야 할 것이다. 성대의 기능을 억제하는 일이 있으므로 한 시간에서 두 시간 정도는 식사를 피하는 것이 무난하다. 극히 드물게 부근의 동맥으로 약이 들어가 일시적으로 뇌에 작용이 미쳐 의식을 잃는 일이 있지만, 이것도 시간이 짧고 후유증이 남지 않는다.

◆ 통증의 원인

마지막으로 통증의 원인에는 어떤 것이 있는지 생각해 보자.

첫째는 '상처'이다. 수술도 상처이기 때문에 아픈 것이 당연하지만, 그렇다고 해서 이것을 방치해 두는 것은 잘못이다. 어쨌든 수술 후의 통증은 확실히 억제해 두어야 기침이나 심호흡이 가능해지고, 이른 시기에 병상을 떠날 수 있게 촉진하며, 수술 후의 무기폐나 폐렴을 방지하여 퇴원 시기를 빠르게 한다. 대상포진 후 신경통은 신경에 상처가 생긴 것에 의한 통증이다.

통증의 두 번째 원인은 염증이다. 맹장염(충수염)의 주된 증상이 통증인 것은 잘 알려진 일이다. 일반적으로 '세균의 감염'에 의한 경우는 통증만을 뽑아내 치료하지 않고, 감염 자체에 대한 대책도 필요하다. 급성 대상포진에서는 신경(엄밀하게는 신경절이라고 하는 부분)에 바이러스가 붙어 염증이 일어나 통증이 발생한다.

세 번째는 피 흐름(혈류)의 장해에 의한 통증이다. 정좌를 장시간 계속하면 마비와 동시에 통증이 일어났던 경험이 있을 것이다. 또는 빡빡한 등산화나 스키화를 억지로 신고 있다가 통증으로 고생하는 일도 있다. 협심증은 심장으로의 피의 흐름이 나빠져서 일어나는 병으로, 역시 통증이 주된 증상이다. 또 편두통에서 심한 통증이 발작할 때는 혈관이 확장되는데, 그 조금 전에 뇌막(腦膜)의 피의 흐름이 장해되어 가벼운 통증이 일어난다. 모두 피의 흐름이 적으면 통증이 일어난다.

경막 외 블록으로 통증이 제거되는 것은 통증을 전달하는 신경을 차단하는 효과에도 의하지만, 피의 흐름이 감소하여 통증의 발생을 촉진하고 있는 경우, 경막 외 블록에서 교감신경을 차단함으로써 혈관이 확장되어 피의 흐름을 개선하는 효과도 첨가된다.

교감신경은 신체 속에서 독립하여 '교감신경절'을 형성하고 있으므로 이것만을 별개로 막을 수도 있다. 통증을 직접 멈추는 것이 아니라, 피의 흐름을 좋게 함으로써 통증의 원인을 치유하는 것이다. 교감신경 블록은 특수한 약물을 사용하면 효과가 몇 달이나 지속된다.

네 번째 원인은 암 등의 악성 질환에 의한 것이다. 종양은 부근의 장기로 퍼져 나가거나 먼 곳의 장기로 전이하는 성질이 있으므로, 등뼈나 신경과 같이 통증과 관계되는 부위에 미치면 심한 통증이 일어나는 것은 당연하다. 그런 경우에도 통증은 제거하지 않으면 안 된다. 지금까지 설명한 방법 외에, 척수신경의 출구(신경근)를 선택적으로 파괴하는 방법, 척수 속에서 통증을 전달하는 경로를 수술로 절단하는 방법도 있다.

또 최근에는 뇌하수체에 알코올을 주입하여 통증을 제거하는 방법이 암에 대한 진통법으로서 주목되고 있다. 이 부근에 통증을 관장하는 뇌의 중심이 있어, 그곳의 기능을 바꾸는 것인 듯하다. 도쿄 후생 연금 병원 페인 클리닉과의 야나기타(柳田 尙) 박사는 이 영역에서의 세계적인 권위자로 잘 알려져 있다.

제11장

누구나 왕과 같은 치료를 받을 수 있다

수술은 이렇게 행해진다

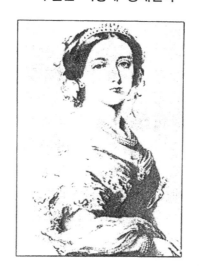

빅토리아(1819~1873) 여왕. 여왕은 1849년 해산 때 클로로포름 마취를 받았다. 이것이 전신 마취의 보급을 촉진하는 작용을 했다고 한다.

◆ 일본 쇼와 일왕의 수술

1987년 9월 하순, 일본 일왕 히로히토(裕人)는 궁내청 병원에서 장 수술을 받았다. 나는 이 수술과 수술 후 치료에 마취의사로서 참가했다. 그런데 독자 여러분은 일왕에 대한 의료라고 하면 매우 특수한 것이라고 상상하고 있지 않는가?

만약 그렇다면 그것은 큰 잘못이다. 나 자신도, 아마 팀의 다른 선생들도 일왕이 대상자라고 하여 처음에는 긴장했던 것을 부인할 수는 없다. 게다가 저토록 크고 작은 일 하나하나가 빠짐없이 텔레비전이나 신문, 주간지에 보도되고, 취재 기자들의 공격을 받게 되면 약간은 특수한 일을 하고 있구나 하는 기분이 들기도 했다. 그러나 의료 자체는 특수한 것이 아니었다.

궁내청 병원은 일반 병원과 다르기는 하지만, 그것은 궁성 안에 있고 보통은 접근할 수 없는 데라는 것일 뿐이다. 일왕의 수술실이나 병실도 입구에 경비원이 배치되어 있는 것은 다르지만 설비나 실시하는 의료는 같다. 보통으로 경막 외 수술을 하고, 보통으로 기관 내 삽관을 하여 소기로 마취를 하고, 수술 후는 집중 치료실에서 치료를 계속했다.

신문 기자들로부터 '일왕이기 때문에 사용한 특수한 약이나, 특수한 의료 기기는 없었느냐?'는 질문을 받았지만 그런 것은 없다. 생각해 보라. 만약 일왕이기 때문에 사용했다고 할 만큼 특수하고 우수한 방법이 있었다면, 우리는 의당 그보다 전에 사용하고 싶은 환자, 사용해야 할 환자에게 응용하고 있었을 것이다. 반대로 여태까지 사용하지 않았던 것을 갑자기 일왕에게 사용하는 따위의 일은 의료의 원칙에도 반할 뿐더러 그럴 용기도 없다. 그러므로 일왕에게 실시한 의료는 일반 국민들이 받는 의료와 같은 것이다.

이것은 굉장한 일이라고 생각한다. 현재의 일본에서는 어디에서 살고 있건, 어떤 입장, 얼마만 한 수입이 있는 사람이건, 기본적으로는 동일한 의료를 받을 수 있다. 즉 건강보험을 핵심으로 하는 의료 체제가 꽤 잘 기능하고 있다는 것을 가리키고 있다. 물론 병실이 독실이냐, 여럿이 한 방에 있는 병실이냐, 마룻바닥에 융단이 깔렸느냐 하는 차이는 있겠지만, 그것은 의료의 질과는 관계가 없는 일이다. 자택에는 융단을 깔지 않는 사람이 병원에 융단을 깔라고 요구하는 것은 부당한 요구라할 것이다.

이 마지막 장에서는 일왕의 수술에서부터 수술 후의 경과를 돌이켜 보면서 마취가 어떤 일을 하고 있는가를 흐름으로 설명해 나가기로 한다.

◆ 감탄한 경막 외 마취의 결단

'그러면 등으로부터 침을 꽂아 마취를 하겠습니다…' 하고 누마타 교수가 말하자, '아, 그래…' 하고 답한 것으로 기억한다. 일왕은 왼쪽을 아래로 하여 가로눕는 동시에 목을 앞으로 구부려 무릎을 껴안아 웅크린 자세를 취하게 하였다. 경막 외 마취를 할 때 환자에게 취하게 하는 체위이다. 정석대로 소독을 한후 누마타 교수는 경막 외 마취를 위한 침을 꽂았다. 위치는 견갑골(肩甲骨) 밑을 맺는 선보다 조금 위쪽이었을 것이다.

경막 외 마취용 바늘은 속으로 관이 통하는 관계로 굵기가 2㎜ 전후나 되고, 더욱이 끝이 약간 구부러져 둔하게 되어 있다. 국소 마취를 하고 있기는 하지만 꽤 아플 터였다. 다행히 일왕이 '아프다'는 말을 하기 전에 바늘 끝이 경막외강으로 들어갔다. 보좌역인 내가 '최대 난관 돌파!'라고 느꼈을 정도니까, 당사자인 누마타 교수의 안도감은 굉장했을 것이다.

수술 며칠 전의 협의 석상에서 누마타 교수가 '경막 외 마취를 한다'고 말했을 때, 나는 솔직히 말해서 약간 놀랐다. 그리곤 감탄했다.

가장 우수한 의료를 한다는 의미에서 경막 외 마취가 가장 적합하다는 것은 의문의 여지가 없지만, 아무튼 경막외강에 바늘을 넣는다는 것은 환자에게는 아프고, 마취 의사에게는 기술적으로 어려운 일이다. 웬만한 베테랑 마취 의사라도 첫 번째 시도로 정해진 위치에 넣을 수 있는 것은 열 번에 다섯 번 정도일 것이다. 특히 일왕의 경우는 고령인 데다 등뼈가 구부러졌을 텐데 이런 어려운 조건에서는 몇 번을 시도하더라도 결국 실패할 가능성이 열 번에 한 번, 스무 번에 한 번은 있다. 정맥 주사에서 흡입 마취로 옮겨가는 보통의 전신 마취로도 이 수술은 충분히 가능하며, '무난하게 하자'고 한다면 단순한 전신 마취를 사용하고 싶을 것이다. 누마타 교수는 '무난한' 길을 택하지 않고 곤란을 수반하지만 정규의 길을 택했던 것이다.

왜 경막 외 마취를 하는지 그 이유는 이미 설명했다.

'경막 외 마취와 전신 마취를 병용하는 마취법'은 최근 10년 동안에 특히 대수술, 장시간 수술, 전신 상태가 불량한 환자를 대상으로 한 수술, 고령자의 수술 등에서 사용이 확립된 방법이다. 그렇다면 그전에는 왜 하지 않았을까? 그 이유는 여러 가지로 복잡하지만 '인간은 이치로는 알고 있어도, 피부로 느끼지 않고서는 실행하지 않는다'라는 것이 최대의 이유가 아닐까?

경막 외 마취도, 전신 마취도 100년 이상의 역사를 가졌다. 경막 외 마취로 폐 합병증을 방지할 수 있다는 논문이 30년 전에 발표되었다. 그러나 30년 전의 수술이라고 하면, 일본에서는 젊고 건장한 환자가 대상이었고 중대한 폐 합병증은 기본적으로 일어나기 어려웠기 때문에 경막 외 마취의 장점이라고는 없었다. 한편 어렵고 복잡한 일을 할 여유도 마취 의사에게는 없었다. 아니 애당초 마취 의사 자체가 거의 존재하지 않았다.

최근에 와서 우리가 적극적으로 경막 외 마취를 채용하기 시작했을 때조차도, 모처럼 환자에게 아픈 것을 참아 달라며 삽입한 경막 외 카테터를 담당 의사가 수술 후의 진통에 사용하려 하지 않아 분한 생각을 한 적도 적지 않았다.

미국에서는 경막 외 마취와 전신 마취를 병용하는 이 방법은 현재도 거의 사용되지 않는다. 미국의 의료는 '호흡이 나쁘면 집중 치료실에서 모르핀을 주어 인공호흡을 시키면 된다'는 식의, 좋게 말하면 적극적, 나쁘게 말하면 인공적인 방법을 취하기 때문이다. '심장이 나쁘면 건강한 심장을 이식해 버려, 그래도 안 되면 인공 심장을 쓰는 거다'라는 것이 미국식 사고방식인 것이다. 그러한 경향이 의학 연구를 추진시키는 추진력이 되는 것은 의심할 바 없지만 고령자의 마취에 관한 한 일본식이 압도적으로 훌륭하다. 수술 전날에 '내일은 경막 외 마취를 합니다'라고 마취 의사가 말하거든 기뻐하라. 그 마취 의사는 다분히 양심적인 마취 의사이다.

그런데 현재의 의료보험은 경막 외 마취와 전신 마취의 병용을 인정하지 않고 있다고 한다. 나처럼 국립 대학병원에서 일하는 사람은 의료보험에 그다지 신경을 안 써도 되지만, 수익을 올려야 하는 입장의 의사로서는 알고 있어도 쓸 수 없는 일이 있을 것이다. 유감스런 일이다. 하지만 의료보험도 머지않아 인정해 줄 것으로 기대한다.

◆ 장을 꿰매는 바늘과 실의 관계
─현대 의료에서의 '솜씨 좋은 수술'이란?

이번 수술에 관해서 시술자인 모리오카(森岡器豪) 교수는 일관적으로 '수술은 쉬웠다'고 말하고 있다. '어려웠다'는 말을 하고 싶지 않은 8할의 쑥스러움에다, '내게는 '곤란'이란 말은 없다'는 자신감이 2할쯤 섞인 자신의 기분을 표현한 말일 것이다.

그런데 현대의 수술은 기술 자체가 20년 전과는 크게 변해 있다. 최대의 변화는 '서두르지 않는다'는 점이다. 그 대신 작업이 정중하여 신체의 조직을 마구 휘젓는 일은 없다. 조직이 상하지 않기 때문에 출혈이 아주 적다. 수술 후의 회복도 좋다. 그 대신 시간은 걸린다. 마치 재주를 부리듯 하는 능란한 솜씨도 보기 드물어졌다.

그러나 수술에서 중요한 것은 속도가 아니라 확실성이다. 옛날에는 수술 중의 환자 관리가 나빴기 때문에 '환자가 이상해지기 전에 마쳐야지' 하고 수술을 서둘렀던 것이다. 하지만 그런 시대는 지나갔다.

또 수술에 성공하게 된 것은 기술만의 힘이 아니다. 기구도 좋아졌다. 장을 꿰매는 바늘이 변화한 것을 예로 들어보자.

전의 바늘은 바느질용 비늘과 같아서 바늘귀에 실을 넣어 사용했다. 바늘은 바늘귀 부분에서 굵어지고, 실은 바늘귀인 데서 이중이 된다. 따라서 옛날 바늘로 꿰맨 장은 봉합한 실과 조직

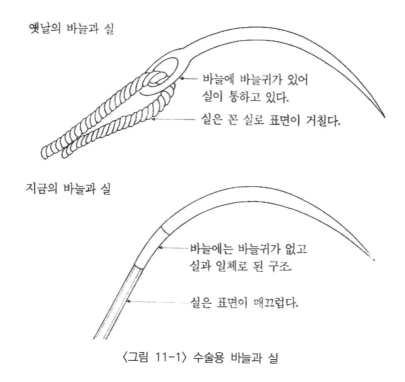

옛날의 바늘과 실

바늘에 바늘귀가 있어
실이 통하고 있다.

실은 꼰 실로 표면이 거칠다.

지금의 바늘과 실

바늘에는 바늘귀가 없고
실과 일체로 된 구조

실은 표면이 매끄럽다.

〈그림 11-1〉 수술용 바늘과 실

사이에 틈이 있어, 여기에서 출혈을 하거나 장이 새기 쉬웠다. 지금은 이런 바늘은 사용하지 않는다. 지금의 바늘은 밑뿌리에 실이 접착제로 붙여져 있고, 바늘과 실이 한 구조로 일체가 되어 있다(그림 11-1). 그러므로 장의 문합(物合: 접합시켜 잇는 것) 후에도 조직과 실 사이에 틈이 없다. 출혈도 일어나기 어렵고 장이 새는 일도 없다. '하지만 나는 옛날 바늘로도 출혈을 시킨 적이 없다'고 말하는 노련한 외과 의사가 있을지 모른다. 그건 사실일 것이다. 틀림없이 기술도 좋았을 것이다. 그러나 여든여섯 살의 환자에게 개복 수술을 하는 일은 옛날에는 없었다. 젊고 원기 왕성한 환자라면 조직이 세밀하기 때문에 새지 않겠지만, 고령 환자는 조직이 느슨하고 탄력이 없기 때문에 새기 쉽다.

'수술이 쉽다'고 하는 것은 단순히 손끝의 문제가 아니다. '쉽게 만드는 조건을 갖추는' 일이다.

◆ 쇄골 밑에 넣은 관-필요한 처치와 합병증의 균형

이번에 한 일왕의 수술에서는 종료 직후, 전신 마취를 계속한 채로 오른쪽 빗장밑정맥에 카테터를 삽입했다. 이것은 대수술이지만 고령자의 경우에 흔히 하는 처치이다.

이 처치는 수술 전에 전신 마취 개시 후 시행하는 일도 생각해 보았고, 그렇게 해야 할 것이 아니었느냐는 질문도 나중에 받았었지만, 일왕의 수술에서는 수술 후에 한 것이 옳았다고 나는 주장한다. 이유는 단순하다. 일왕의 경우 수술 자체는 그다지 크지 않기 때문에, 수술 중에는 이 카테터가 필요 없다. 사용의 주목적은 수술 후의 영양 보급이므로 수술 후에 넣으면 목적은 달성된다. 그렇다면 긴요한 수술을 먼저 하기로 결정된 것이다.

영양 보급용으로는 꽤 굵은 카테터를 보통보다 굵은 정맥에 넣는다. 경막 외 마취의 카테터에서는 소량의 국소 마취약을 주입할 뿐이지만, 빗장밑정맥 카테터는 점도(粘度)가 높은 액을 대량으로 주입하기 때문에 훨씬 굵지 않으면 소용이 없다. 그리고 주입하는 것의 성질상 가느다란 혈관이면 금방 박혀버리기 때문에 넣는 혈관도 굵은 정맥이 필요하다.

빗장밑정맥은 글자 그대로 쇄골 밑의 깊은 곳에 숨어 있다.

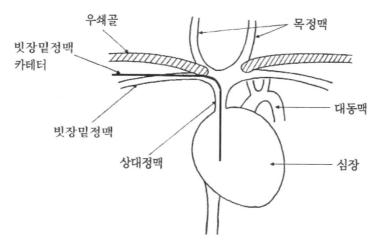

〈그림 11-2〉 빗장밑정맥에 카테터를 넣는다

사용하는 바늘은 경막 외 마취의 바늘보다 더 굵은 것이다. 그런데 빗장밑정맥은 바로 이웃에 동맥이 있다. 폐도 가까이에 있다. 동맥을 찌르면 대출혈을 일으키고, 폐를 찌르면 기흉(氣胸)이 된다. 그러므로 웬만큼 위험이 수반되는 처치이다. 이미 10년이나 전의 일이지만, 젊은 의사가 이 처치에서 이웃에 있는 빗장밑동맥을 찔러버려 수술이 시작되고 나서 가슴속을 보았더니 출혈을 하여 큰 혈종이 생긴 일이 있었다. 이때는 마침 수술 중이었기 때문에 출혈을 멈추고 혈종을 제거했지만, 일왕의 수술은 복부인 데다 더욱이 수술 후이므로, 만약 출혈을 한다면 귀찮게 된다.

　일왕에게 이 처치를 한 것은 나인데 다행히 잘 진행되었다. 먼저 수술대의 위치를 바꾸어 머리를 조금 낮췄다. 이렇게 하면 피가 머리 쪽으로 모이고, 목표의 빗장밑정맥이 굵어져서 일을 하기 쉬워진다. 다음에는 먼저 가느다란 주삿바늘로 문제의 정맥을 겨냥한다.

갑자기 굵은 바늘로 노리면 빗나갔을 때의 트러블이 중대하기 때문이다. 가는 바늘로 각도와 깊이를 확인하고 나서 굵은 바늘을 찌르고, 그곳에 카테터를 넣어, 마지막으로 이 카테터를 바늘과 실로 피부에 고정시켰다. 실의 고정도 소홀히 할 수 없다. 이것도 다른 데서의 얘기이지만, 실을 맺는 힘이 지나치게 강해서 카테터가 끊어져 버리고 끊어진 끝이 심장으로 들어가 큰 소동을 벌였다는 얘기도 있다.

카테터를 수술 중에 사용하겠다면, 빗장밑정맥이 아니라 목정맥(頭靜脈)에 넣는 것이 보통이다. 그쪽이 일반적으로는 수술에 방해가 안 되고, 마취 의사는 환자의 머리 쪽에 서 있으므로 편리하다. 그러나 수술 후 사용이 목적이라면 목에 관이 들어가 있기보다는 쇄골 밑이 환자에게는 편하다. 나는 마취 의사의 입장상 목정맥에 삽입을 자주 하지만, 빗장밑정맥은 최근에는 그다지 하고 있지 않다.

일왕에 대한 수술 후에 뢴트겐을 정밀하게 다시 찍은 것은 이 카테터의 위치를 확인하기 위해서이기도 했다. 말끔하게 성공하고 있었기 때문에 기흉이나 출혈은 걱정하지 않았지만, 카테터의 끝이 희망하는 위치로 들어가 있는지를 뢴트겐으로 관찰했었다.

이 카테터는 수술 후 6일간쯤 사용한 후에 뽑아냈다.

◆ 누가 수술 후의 일왕에게 '아프다'는 말을 하게 했는가?
-수술 후 진통의 가치

일왕은 수술 전에는 주사 때도, 경막 외 바늘에 대해서도 '아프다'는 말을 하지 않았다. 그런데 수술 후 1주간은 매일 두 번씩 동맥에서 채혈을 했다. 이것이 우리에게는 약간 고민이었다. 동맥은 깊은 곳에 있기 때문에 찌르기가 어렵고 그만큼 아프기 때문이다. 문제가 간장이나 신장뿐이라면 정맥의 피로도 되지만, 이번과 같이 폐 합병증을 주의해야 할 경우에는 폐의 기능을 제일 잘 반영하는 혈액, 즉 동맥의 피가 필요하다. 이 점은 제6장에서 설명한 그대로이다.

동맥에서 채혈하는 바늘은 보통의 주삿바늘인데, 그런 보통의 주삿바늘이라도 나같은 나이의 사람으로 보면 최근의 것은 잘도 들어가는 데다 사용하기 쉽다는 점을 통감하게 한다. 내가 갓 의사가 되었을 무렵은 아직 1회용이 아니어서 소독하여 몇 번이나 사용했다. 낡으면 잘 들어가지 않기 때문에 통증이 심해, 환자도 불쌍했지만 의사도 고생했다. 1회용이 나돌기 시작했을 때만 해도 잘 들어가지 않았던 데다, 더욱이 당시는 품질 관리가 빈약했기 때문이겠지만 주사기나 점적 세트와도 잘 들어맞지 않았다.

폐의 정보를 얻기 위해 일왕에게는 펄스옥시미터를 사용했는데, 펄스옥시미터는 당시에는 아직 사용한 역사가 짧은 데다 우리로서는 충분히 신용할 만한 것이 못 되었다. 기계 자체를 신용하지 못하는 것이 아니라, 그것을 사용하는 지식이나 이론 쪽에 '긴 역사에 떠받혀지는 무게' 같은 것이 부족했기 때문이다. 이것은 펄스옥시미터뿐만 아니라 새로운 기술이나 약을 의

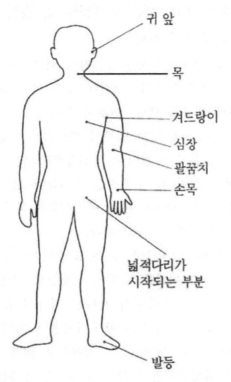

귀 앞

목

겨드랑이

심장

팔꿈치

손목

넓적다리가
시작되는 부분

발등

〈그림 11-3〉 동맥을 외부로부터 알 수 있는 곳

료에 도입할 때에도 항상 느끼는 일이다. 펄스옥시미터는 한 가지 파라미터는 정확하게 연속적으로 측정해 주지만, 우리의 지식은 혈액을 분석하여 다른 여러 개, 수십 개의 파라미터를 동시에 조합시켜 보는 일에 익숙해져 있기 때문에 펄스옥시미 터만으로는 정보 부족이다. 그런 이유도 있고 하여 동맥의 채 혈이 필요했던 것이다.

동맥을 신체의 외부에서 찌를 수 있는 장소는 한정되어 있다. 자신의 몸을 살펴보라. 맥이 집히는 곳이 이것이다. 누구라도 알고 있는 손목 외에, 심장 자체와 목, 귀앞, 가랑이, 발등 등에서 집힐 뿐이다(그림 11-3). 이 중에서 심장과 목은 절대로 할 수 없게 되어 있다. 귀나 발의 동맥도 특수한 목적 이외에는 사용하지 않는다. 따라서 전적으로 손목과 가랑이의 동맥이 대상이다. 모두 통증에 민감한 곳이다. 경막 외 마취를 계속하고 있기는 했지만 수술하는 곳의 통증을 제거하는 것이 목표이므로, 가랑이까지 충분한 효과가 미치고 있지 않다. 물론 손목도 전혀 효과가 미치고 있지 않다.

일왕은 설사 아파도 아프다고는 말하지 않는다는 말을 시의와 간호사들로부터 듣고 있었고, 거의 전설적이었다. 우리도 절대로 아프다는 말이 없게끔 나름대로 대비하고 있기도 했다. 그래서 누가 제일 먼저 일왕에게 아프다는 말을 하게 할까 하고 의사들끼리 신경을 쓰고 있었다. 결국 채혈이나 체위를 바꿀 적에 몇 번인가 말했듯이, 최초에 말하게 한 것은 나였는지도 모르지만 다른 의사도 모두 경험했던 것 같다. 모리오카 교수도 실을 뽑을 적에 아프다는 말을 들었다고 신문에 보도되어 있다.

후에 일왕의 이 치료를 담당하는 시의께서 "일왕은 자주 '아프다'는 말씀을 하시는 걸요" 하는 말을 듣고, 이번이 처음은 아니었구나 하고 우리도 안도했었다.

◆ 끝으로

마취에서부터 수술, 수술 후의 경과가 어떻게 진행되어 가는가를 감지해 주었으면 하여 일왕의 경우를 예로 들었다. 독자 여러분이 수술을 받을 때도 이런 식으로 진행되어 갈 것이다.

경막 외 마취이건, 장관 봉합의 바늘이건, 빗장밑정맥의 카테
터이건, 동맥혈의 채혈이건 반드시 최신의 방법이라고는 할 수
없다. 수술실이나 집중 치료실에 최초로 등장한 것은 모두 오
래전의 일이었다. 그러나 그것이 정말로 일상적인 의료에 사용
되게 된 것은 겨우 최근의 일이다.

이러한 느릿한 변화는 의료로서는 바람직한 일이기도 하다.
새로운 것에 연달아 휘둘리고 있으면 의사도 지칠 뿐더러, 실
험대가 되는 환자도 견뎌내지 못한다. 그러므로 새로운 기술의
보급에는 시간이 걸리는 것이며 그것이 당연하다. 의료는 시간
의 시련을 거치면서 확립된 것을 중심으로 하여 형성되어 가는
것이다.

그리하여 만들어지는 의료는 만인의 것이다. 의사만이 만들
어 내는 것도 아니고, 보건사회부가 만드는 것도 아니다. 국민
한 사람, 한 사람이 만들어 나가는 것이다. 그러기 위해서는 국
민도 그만큼 공부하여 의료에 관한 일을 알고, 인식을 깊이하
며, 발언도 해야 한다.

이 책의 주제는 마취이지만, 이것은 의료의 모든 영역에 해
당되는 말이다.

마취의 과학

수술을 떠받히는 힘

1 쇄　2018년 07월 10일

지은이　스와 구니오
옮긴이　손영수
펴낸이　손영일
펴낸곳　전파과학사
주소　서울시 서대문구 증가로 18, 204호
등록　1956. 7. 23. 등록 제10-89호
전화　(02)333-8877(8855)
FAX　(02)334-8092
홈페이지　www.s-wave.co.kr
E-mail　chonpa2@hanmail.net
공식블로그　http://blog.naver.com/siencia

ISBN 978-89-7044-820-6 (03510)
파본은 구입처에서 교환해 드립니다.
정가는 커버에 표시되어 있습니다.

도서목록

현대과학신서

도서목록
BLUE BACKS